妙度功超享壽

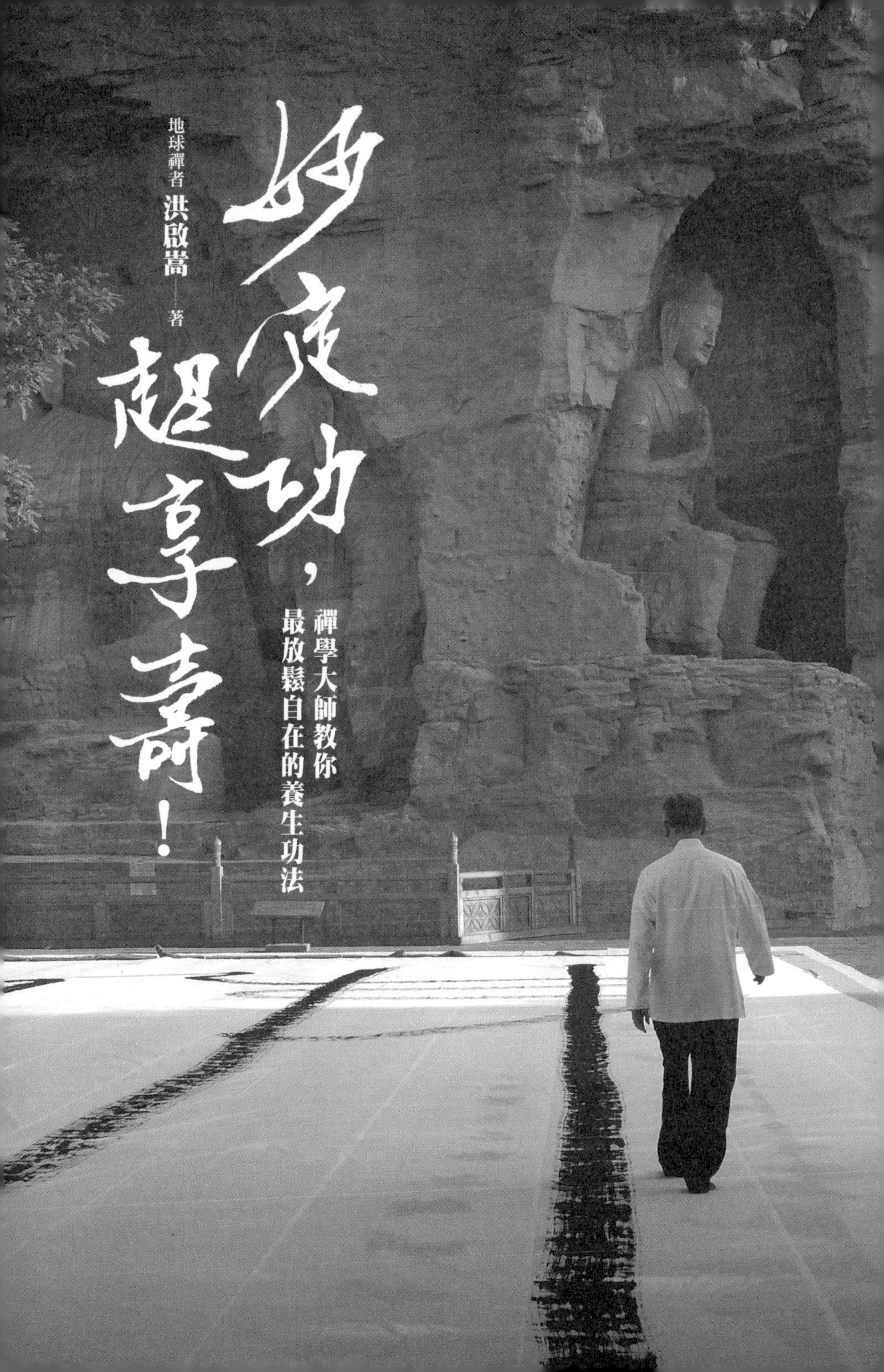

妙定功，超享壽！

禪學大師教你最放鬆自在的養生功法

地球禪者 洪啟嵩 著

序｜

輕鬆學妙定，妙定成自然

妙定功是由禪法發展出來，乃透過佛陀的妙身相好，以及自身對心、氣、脈、身的體悟，建構出佛身生理學，並依循法身中脈之理，所創發出最簡單易學、但卻具有不可思議妙效的養生功法。

事實上，能夠成就佛身相好莊嚴的因緣條件，是由廣大福德所積聚而成的，並且依於無執的空性，以大悲心來圓滿成就。而妙定功則是依於此佛身之理，以最直接的方便，讓大眾迅速改善身心，成證圓滿理想身心的方法。

由於自幼體弱，因此從小對強健的體魄，有著深刻的期望。然而，成長過程中，身體曾受嚴重內傷，每當睡覺時，常覺得胸口宛如壓著石頭一般，十分的苦惱；再加上歷經多次與死神擦身而過，更對生死有了極為深刻的感受。

生命實在不可思議，五歲時親見工人在眼前慢慢過世，加上七歲時父親的逝世，讓我一直想尋找超越死亡的方法。所以，從十歲開始學習坐禪。

雖然天生體弱，再加上身受內傷，但延續不斷的禪修，使自己進入大學之後，身心有了極大的突破，經過十年的修習，終於有了些許的成果。

這時，不只是內傷，乃至心窩腫處，開始氣機貫通，胸骨、肋骨及脊骨也陸續產生變化，身體不僅日益健康，而且全身的骨骼、身形也逐漸變化，呼吸越來越細微，心念也更加的自然專注。這些因緣，也成為「放鬆禪法」與「妙定功」的發展根基。

身心變化最強烈時，是一九八三年於南投別毛山閉關時，這時身體完全放鬆、能自然伸縮，也因為此時的經驗，所以才發展出「放鬆禪法」。

而一九九〇年的一場大車禍，幾乎奪走我的生命，全身受創嚴重，脾臟也因碎裂割除，身體功能與過去不可同日而語。

不可思議的是，雖然身體嚴重受創，但由於心力的不斷增上，依然產生許多微妙變化，似乎不因受創而停止進步。二〇〇二年，一些同修向我問及調身及鍛鍊的方法時，我就隨宜向他們解說。

由於這些同修大多是習武者，而我對於武術是個門外漢，只有以自己學禪調身的心得，以及三十年來禪修中的身心變化向他們說明。這些內容，也是我一直想解說的「佛身生理學」。

沒想到這些隨宜解說，竟引發了極大的回響。他們在經由調整之後，不只身心氣脈日漸通達、身體更加健康，氣力也增加了。

因為有了這些因緣，我認為這些調身的方法，能使大家的身心受到極大的利益，所以就將最重要而基本的十個動作，編成十式的「妙定功」開始教授。

這十式雖然簡單，卻能涵容人體最重要的基礎，使人類身體在最簡單、自然、放鬆的狀況，開展無盡的生機與力量，幫助大家迅疾有效的改善身體上的問題，進而影響呼吸及心念，產生最深刻的寂定。

妙定功對身心兩利，功效卓著，許多同修不論男、女、老、少，經由短期間的修習，就已經有了極好的成效，證實它能增進身體功能、修身養生、回春延命，使心靈放鬆自在、心念明晰常定、增長智慧與慈悲，具有儲存未來圓滿生命的能量。

當我們在享受現代文明科技的幸福生活之際，同時也面臨了外在環境更多的壓力與污染。若能夠透過修習妙定功，讓身體做全方位的調練與增長，人類必定能更快速的進化，圓滿理想完美的身相，而創造出更光明的幸福。

從二〇〇二年至今，將近十個年頭，妙定功不斷地發展、深化，本書經過全新的修訂及增補，並在雲岡石窟大佛前重新拍攝妙定功教學DVD，與妙定功起源於佛身生理學的意義相契，希望能藉此更完整呈現「妙定功」，從觀念、準備到方法的練習，讓學習者能依據教學示範和詳細圖文解說，將妙定功的利益實踐在日常生活中，乃至深入微妙的禪定境界，得致更圓滿的生命。

同時，書中也附有練習後的檢測方法，讓學習者能印證自己學習的效果。希望大家都能輕鬆地自然學成妙定功，妙定成自然。

洪啟嵩

目錄・CONTENTS

前言

妙定功的緣起

妙定功創發的由來，在最初始時，是因為我在教學禪坐課程中，一些練武術的學生，常常問及一些關於學習武術時身心變化的問題。而我對於武術是外行，所以都以自己學習禪定、調練身心的心得，以及多年來在禪修中身心的變化做說明。

因此在指導學生的過程，我開始思惟如何幫助他們改善身體的架構，將之調整為趨近圓滿安適的生理狀況，讓他們的功夫能夠更增上。

事實上，想要成就至圓滿理想的身相，是要聚集多種因緣的。首先要具足福德，加上依於無執著的空性智慧，以及廣大的悲心，三者具足才能圓滿成就。

然而，練習妙定功的方法，可以讓學習者直接從外相上調整。在簡單的十式中，讓身體安住在最自然、放鬆、調適的狀態，進而影響我們的呼吸與心念，然後產生最深的寂定。

由於練習此方法，可以獲得微妙甚深的禪定，因此取名為「妙定」，這也是妙定功命名的由來。

而且當我們的身體得致安適的健康之後，心念更能寂定，心、氣、脈、身、境也能漸漸的統一圓滿；所以在世間上成就健康的身心、長壽自在，在出世間獲得圓滿殊勝的禪定，我們也能漸漸如同佛陀一般，具足無礙的慈悲、勝福與智慧了。

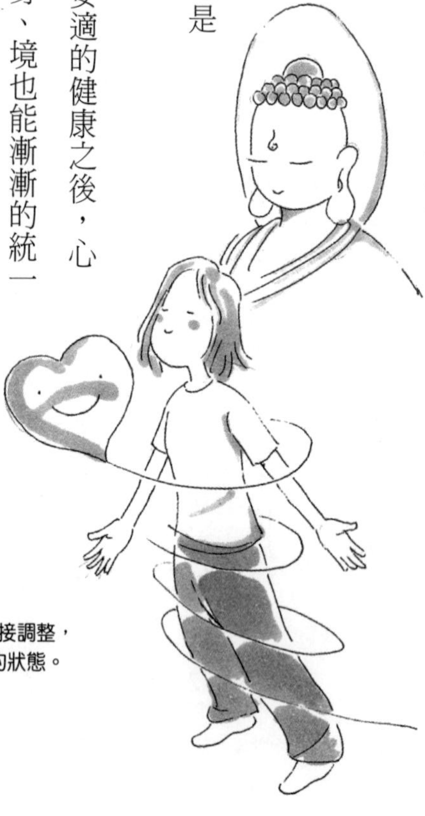

學習妙定功能從外相直接調整，
讓身心安住在最安適的狀態。

為什麼要學習妙定功

學習妙定功，可以使我們獲得健康的身心，可說是現代人最需要學習的身心自我調適方法，而且在簡單的練習方法中，可以達成很多不可思議的效果。

對一般人而言，妙定功是一套能夠增強身體功能，具有健身妙效，達成養生長春的功法。對修行者而言，更是一套能夠調整身心，使學習者康健長壽、心靈放鬆自在，心念明晰常定的妙法。

身體轉化

這套功法不只讓我們在身體上能得到迅速的改善，很多學習者在剛開始練習時，許多身體上的舊傷害與病痛，都會隨著練習而由外到內一層一層的浮現，讓身體獲得調養與改善，並從骨骼、肌肉、內臟做全面性的調整。

骨骼的質地、密度都會經由練習而轉變，能夠改善骨質疏鬆的問題，更進而強化骨骼不易脆。皮膚、肌肉經由妙定功的調練，變得更加放鬆、柔軟而有彈性；內臟也變得更加有力，整個細胞組織都更加活化、年輕。

在教學的過程中，很多學習者在很短的時間，身心上都產生很大的改變。四、五十歲的學習者普遍都有長高現象，最年長的記錄是六十三歲，而且他們的變化都很自然，自然而然的更加健康，自然而然的皮膚更細、更漂亮，氣色越來越好，而且手足柔軟，慢慢的身相都會轉化為莊嚴圓滿。

因為妙定功是從骨骼的直接調整，讓骨頭與骨頭之間放鬆的銜接，氣機通暢飽滿，因此，練習者中有長高現象的為數不少。

比如，有位六十幾歲的太太，練習之

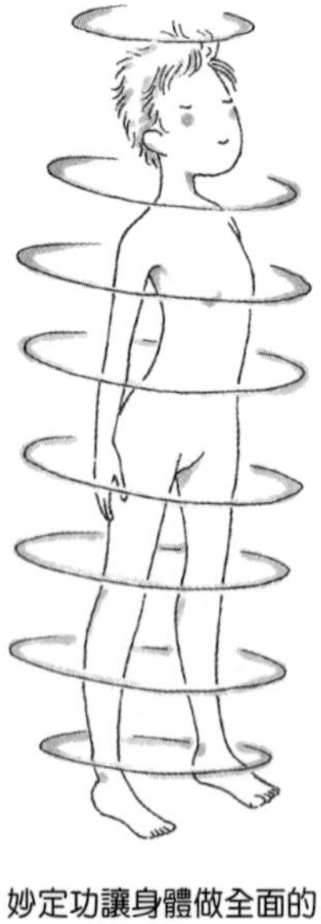

妙定功讓身體做全面的調養與改善。

後長高了兩公分，體型和身材都有年輕化的現象，本來已顯老化的皮膚，也變得較為細嫩、有光澤。

加強身體的自動排毒系統

如果體質本來不是很好，或染患疾病者，都可經由妙定功的練習，將體內的毒素排出。

從排除體內毒素開始，慢慢地淨化身體，讓體質更為健康。身體的免疫系統、抵抗力增強之後，逐漸減少疾病的發生；若患有疾病，亦能較快速痊癒，並且獲得深層的療癒。

學習者在很自然的狀況中，逐漸獲得長壽、長春，自然延長壽命，並減緩身心的老化，甚至活化細胞，讓學習者變得更青春、年輕。

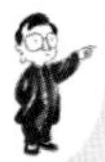

Tips

排毒，身體環保的開始

練習妙定功可以淨化身心，在身體上有排毒現象的產生，或是清淨體內的痰瘀，或是從排泄物中排出，會因學習者的體質不同，而有不同的排毒現象。

學習者中有一位鄭先生，他練習妙定功之後，身上開始發出紅紅、一點一點的疹子，有些癢，而且疹子沿著經絡走，排出的尿液氣味也很重，且有泡沫產生。

當我們身體開始有排毒現象時，要多喝水，幫助體內的毒素排出，身體便可獲得淨化。

氣機充滿，產生氣墊

當我們身體開始淨化之後，身體的氣機便比較飽足，不只是手指、足尖逐漸飽足，身上有凹陷、氣較虛弱的部位，也都會開始有平滿、氣墊的現象。（「氣墊」是指氣飽滿、鼓鼓的現象），因此手足會變得柔軟，動作也會較為輕柔。

如果練習至將節節寸斷的身軀，轉化為連成線的身體，那麼身體的變化更有另一番風貌，例如：手線接連一氣，握東西時，便有東西黏住手的感覺；手與物品連成一氣，物品與自己不再是對立的關係，物品與自己產生了和諧。因此，在心態也會慢慢轉化，而逐漸進入心靈、呼吸、經脈、身體、外境完全和諧統一，達到「沒有敵者」的境界。

心靈轉化

妙定功在心理上也有卓著的功效，心性不定者、甚至容易失眠者，練習之後心性都變得較安靜、睡眠品質提升，而且心思更為敏銳、專注，提升決斷力，創造力、想像力都更活潑自由，其利益真是不勝枚舉。

所以，妙定功的練習可以讓身體更加進化、健康，同時，由於生理上的轉變，進而也影響到心理，讓我們的心靈更加安定、柔軟，煩惱變少，心情時常保持愉快自在；遇到棘手的問題或煩惱時，可以清楚而適宜的判斷處理。

此外，記憶力會增長，心思更加活潑，富有創造力，而且邏輯能力、觀照能力、專注力與思惟力也會增強。

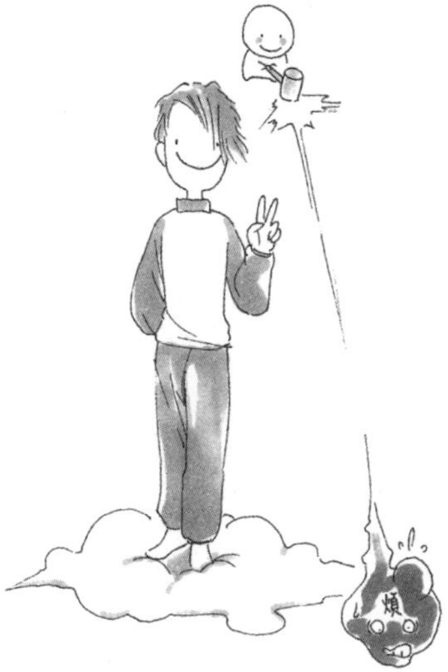

妙定功讓我們煩惱變少，
心情常保愉快。

透過妙定功的練習，讓我們的身心自然產生變化，連帶使得生活中一切也都開始轉化了。由於自己慈和喜樂的心力增長了，對家人、朋友、同事、陌生人，乃至一切生命都更加慈愛。人際關係變得更好，與家人、朋友相處更加和諧，甚至會獲得他人的敬愛。

溝通能力變得更好，除了能夠明晰地表達自己的意念外，並且能如實了知他人的心意，更能體貼關心他人；懂得尊重一切人與生命，而能增長相互間合作與互助的能力。

在妙定功的練習中，我們的身心很自然轉化，體會到身體療癒能力與健康能力的改善與增長，並能感受到身體細胞具有更好的協調與學習能力，能容受更多的覺醒智慧與慈悲寬容，更能接受新的知識，身體也會變得更柔軟、輕盈，體態更優美，形成良好的生活習慣，產生正面的心念，讓生命更加和諧、圓滿。

加速人類進化的能量

地球上生命的演化，從三億四千萬年前，真正的爬蟲類出現，開始了動物向陸地殖民的契機；再經過漫長的時間，才有以兩足站立、善用雙手的人類出現。如今，雖然人類似乎已進化到足以掌握地球的命運，但實際上人類的進化並不完全。

當我們在生活上享受著科技文明進步的同時，我們的生活環境卻已經不知不覺產生了空前的變化：臭氧層的破裂，使我們完全沒有防護地暴露在紫外線中；空氣、水的污染問題，垃圾量呈幾何級數的暴增，癌症及各種新型疾病的廣泛流行……，十九世紀到二十一世紀的現在，環境遭破壞的速度，遠遠超越過去更久遠的時間，我們正創造了一個嚴重污染的劣質生存空間。

面對各種環境的問題，人類身心上所承受的壓力，加速人類身心感官的扭曲、緊張與不安，導致全身的身形構造，隨著年齡的增長，而日趨變形受損。

我們的骨骼，常因緊張、不良的姿勢而翻轉、扭曲變形；肌肉又因不恰當的用力或情緒鬱

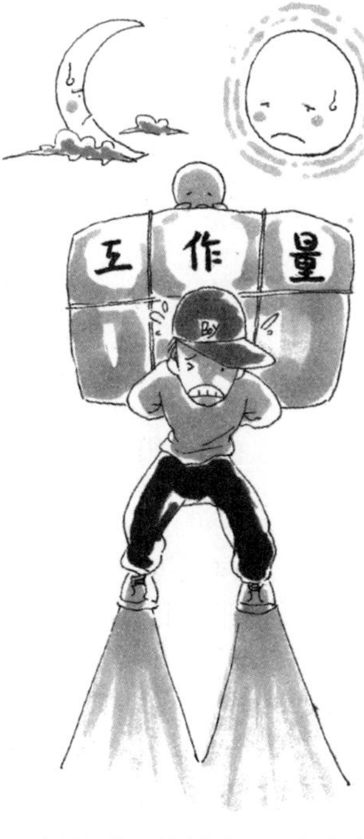

我們日夜不斷地耗損自己的身體。

積而糾結成硬塊；血液則因我們食用過多的人工、精緻食品而變濃稠、酸性增加；感官因過度繁複的資訊、聲光刺激而日趨無感；氣脈也因心思糾纏、迷妄、煩惱苦悶而閉塞不暢……。

我們未曾用心好好對待自己的身體，待它猶如一個隨手即可揚棄的消耗品，總是用得那麼不經心、毫無節制，即便是在所謂休閒、度假的時候，也往往為了玩樂而讓身心忙得精疲力盡。

究竟，我們該如何對待日夜相伴的身體呢？

妙定功的練習，針對我們生存環境所面對的各項問題，以及我們受損的身心，讓大家能隨時隨地練習，隨時加強調整自己的身心，更積極面對我們所遭遇的困境。即使利用五分鐘的短暫時間，都可以迅速讓身心得到調整與休息。

讓我們真實地面對自己的問題，立基於我們所擁有的人身，學習二千五百年前釋迦牟尼佛為我們所示現的典範，一點一滴的學習佛陀圓滿理想的身相，讓人類快速進化，以迎接彌勒佛時代的來臨，為人類開創更美好的未來。

妙定功的基本心要

立基於圓滿佛身的妙定功，正是調整我們的身相成為圓滿佛身的好方法。

而這個圓滿的過程，我們可以用心、氣、脈、身、境來說明。

我們生命的形成，是由「心」意識相續執著的運作；產生運動的力量就是「氣」；而氣不斷運動的軌跡則形成「脈」；氣脈的相續造作，產生支分的實體化，則形成了明點（如內分泌）、各種器官，統合組成「身」體。而心、氣、脈、身所投射於外界的時空情境，與其他生命的心意識交互映成，則形成外界相對性的客觀世界，就是「境」。

心、氣、脈、身、境，是我們統攝與掌握自我身心與外在世間的絕佳途徑。

五大口訣

妙定功的基本心要，匯集心、氣、脈、身、境而成五大口訣，即：1心如；2氣鬆；3脈柔；4身空；5境幻（境圓）。這五者由心的細微到身、境的具相，可說是包含了妙定功所要成就的一切範疇。現在簡要說明如下：

心如

「如」即是實際，如其本相。也就是心意識在觀照萬事萬物時，能如其本相，而不加以絲毫的扭曲，也不使心靈受到任何制約，只是顯現萬事萬物的本相而已。

所以，心如就是心無所執著，不受制約，而能展現《金剛經》所說的「應無所住，而生其心」的境界。「應無所住」，是當我們照見萬物時，萬物只是如實呈現，不會扭曲變形，如是「而生其心」。

人類生命的觀照功能，也是緣起條件所聚合，是如幻的，所以只要如其本然，清楚了知如幻，就能使心力發揮到極致。

氣鬆

心意識的流動力量，形成氣機的流走，心如王、氣如馬，心氣常相聚在一起。而氣要轉動自如，必須要放鬆，才能產生最大的力量。

平時我們的呼吸放鬆，才能自由自在的濟助身體每一個細胞能量，並使之充足圓滿，具足生命體進化增上的能量。

所以氣鬆，則身心無病，生命力旺盛；徹底的鬆，即沒有執著，一執著則產生緊相，對身心不利。

脈柔

氣的通道即是脈。脈阻氣塞，即無法暢行，身體就會百病叢生；脈僵硬，則易脆，氣息不順暢、不能有力推動生命力量。

所以脈柔，則氣通暢、充足，且氣機宏大、通身遍達，身體任一支分都能氣血圓潤，體康心健。要脈柔，必須使脈不硬不脆，使脈充滿彈性韌性。

如果脈不執著、不用力，則脈不緊張、不僵硬、不脆。因此，只有讓脈處於自在、無執著的狀況下，才能顯現大柔。

身空

唯有空，能無滯塞且含容萬物。所以，身若空，則四通八達；毛孔空，則氣息通流；血脈通，則氣機旺盛。身空則病息，因此更容易進化成就。

境幻（境圓）

外境由共業（眾生共同的意識行為）所成，雖然較難改變，但其中自己個人業力的部分，卻可透過「如幻」的體解，而隨著自己的心意來轉化。

所以當我們了知「境幻」，便可將之做為自心轉化外境的準備。

也因此，心、氣、脈、身、境根本是一貫且同體一如的，都是心意識的影子，但心意識也受到外境的反射而轉換，彼此交互的投射。

我們如果能掌握到一切現象都是如幻的，那麼我們的身體必然能夠在適當的條件下轉換，而達到心、氣、脈、身、境一如。

練習妙定功時，透過正確見地的智慧導引，進而影響氣、脈的運作，甚至具體改變轉化骨骼、身形等，有效的轉化我們的身心，而達到生命進化的目的。

開場白

本書特色&使用方式

從《妙定功，超享壽！》這個書名，就可以看出全書的重點，在介紹禪學大師洪啟嵩老師自創的「妙定功」這套養生功法。

透過前面的序和前言，相信讀者已對「妙定養生」有了基本的認識，之後再深入了解本書的特色及使用方式，可以收到事半功倍的效果，幫助讀者更快、更容易進入妙定功的禪養世界～～

功法四大特色

理論與實際並重

妙定功有極為深厚的理論背景，是依照佛身的原理所發展出來的，如果我們能了解這個理論基礎，就更能掌握自心，達到身心一如的境界。

時時可以練習

妙定功的練習，不需要特別的場地，不需要整段的時間，在生活中隨時可以練習。當然，如果每天有固定的時間來練習，效果更好。

練習柔和自然

本書所介紹的功法，採自然柔和的練習法，是在身心完全放鬆、柔軟的狀態下進行，絕對不會有任何不舒服的感覺，也不會有任何副作用，讀者可以安心練習。

與生活完全融合

除了基本的功法之外，本書並延伸介紹生活中走路、站立、坐姿、搭車、睡眠等隨時可運用的功法，與日常生活完全融合、連結。

圖解六點架構：step by step 一起來練功

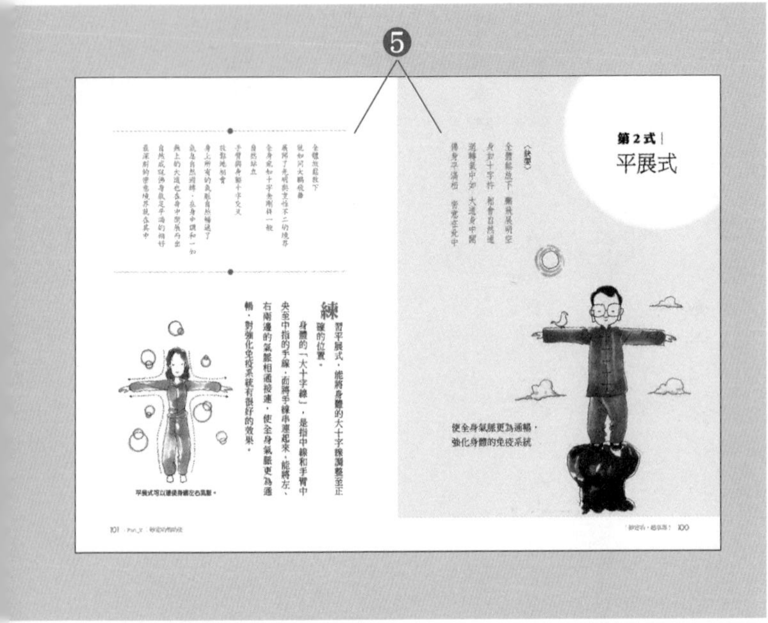

❶ 圖文配合說明

本書配以豐富的圖示來說明各種功法，並以循序漸進的方式詳細解說，只要循著圖文配合練習，都可以達到很好的效果。

❷ 要訣與注意事項

針對功法招式提示要訣及注意事項，對把每個動作做正確很有幫助，就像有個教練隨時陪在身邊糾正指導一樣。

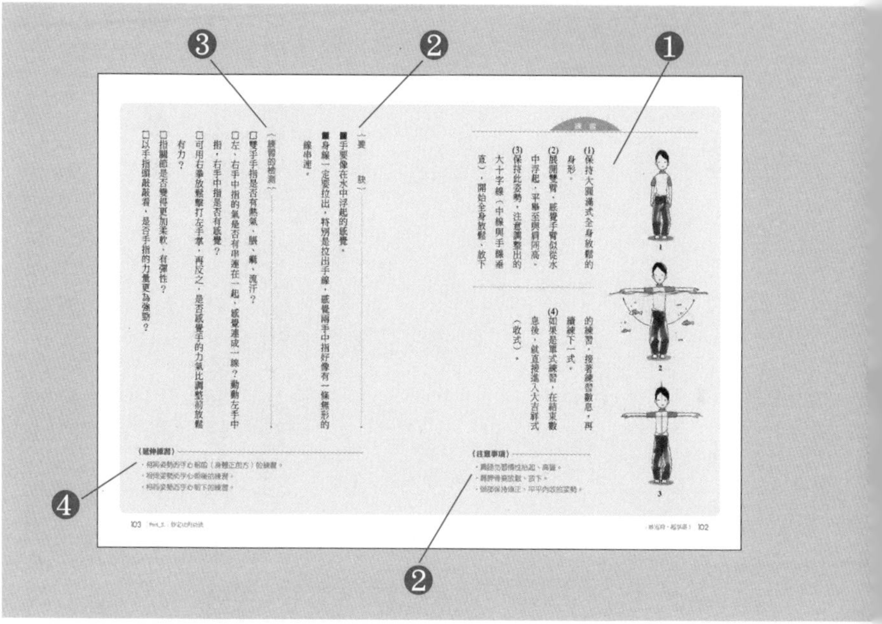

(1)保持大圓滿式全身放鬆的身形。

(2)展開雙臂，感覺手臂似從水中浮起，平舉至與肩同高。

(3)保持此姿勢，注意調整出的大十字線（中線與手臂垂直），開始全身放鬆，放下的練習，接著練習數息，再續練下一式。

(4)如果是單式練習，在結束數息後，就直接進入大吉祥式（收式）。

〈要　訣〉

■手要像在水中浮起的感覺。

■身線一定要拉出，特別是拉出手線，感覺兩手中指好像有一條無形的線串連。

〈練習的檢測〉

□雙手手指是否有熱氣、脹、麻、流汗？

□左、右手中指的氣是否有串連在一起，感覺連成一線？動動左手中指，右手中指是否有感覺？

□可用右拳放鬆擊打左手掌，再反之，是否感覺手的力氣比調整前放鬆有力？

□指關節是否變得更加柔軟，有彈性？

□以手指頭敲敲看，是否手指的力量更為強勁？

❸ 練習的檢測

功法動作有沒有做對，是否有產生預期效果，依照檢測的項目，詢問自己的身體，答案就全都出來了。

❹ 延伸的練習

各式功法的練習逐漸上手後，可以嘗試稍微調整動作，以各種不同的角度去做延伸練習。但是，要注意以自然放鬆為原則，千萬不要過於勉強。

❺ 進階的口訣

在介紹各功法招式之前，附上深

刻的口訣，並加註白話的解說，方便讀者練習到一定程度後，做為進階之用。

❻ 諮詢教室

除了平面教學之外，若有任何學習上的疑問，可來信或傳真聯繫覺性地球協會「妙定功諮詢教室」（請參閱一九五頁）。

哪些人適合使用本書

本書並非為對治身心的症狀而寫，而是直接提升我們健康的品質，達到最圓滿的身心狀態。因此，對任何追求健康的人而言，不可不讀本書。其他還包括：

沒有時間運動的人

本書所教授的功法，都可以單獨使用，而且所花的時間極少，就算是在等電梯、搭車、走路時，都有適用的功法，馬上可以練習，並且達到極佳的效果。

希望睡覺時也可以健身的人

利用睡眠時間來增進健康，不再是夢想，在本書「妙定功在生活中的運用」中，就教授了睡眠時的調身法，讓大家睡覺時也可以達到健康又快樂的人生。

正值發育的青少年

求學中的青少年，常因不當姿勢與課業壓力，使身心無法良好發展。練習妙定功，不但可以極為迅速的調整身姿，也可以讓心神安定，注意力集中，記憶力增長，提高學習能力，身心均衡發展。

長春長壽的銀髮族

妙定功的功法極為溫和，在身心完全放鬆、柔軟的狀態下進行，最適合不宜劇烈運動的銀髮族。

希望昇華身心的人

妙定功是身心合一的功法，練習後，不但在身體健康的調整上非常顯著，心靈也會自然安住在光明寂靜的狀態，使情緒平和穩定，自然生起慈悲、智慧，使人生朝向光明幸福。

生病的人

雖然妙定功不是為對治各種疾病而寫，但是生病的人練習妙定功，必定對恢復健康有所助益。即使是長期臥病在床者，無法自行站立，只能坐著或躺著，也可以用適合的功法來改善身心健康。

希望修行圓滿的人

妙定功可以幫助修行者的身心迅速入於寂靜，尤其是對禪修者而言，更可以使定境增長。身心安定之後，慈愛悲憫之心自然生起，智慧也會自然開啟增長，乃至成證圓滿的佛身、佛智、佛德。

祈願每一個練習妙定功的人，都能獲得極大的好處，無論在身體的健康上，或是心靈的覺悟上，都能不斷增長，邁向光明幸福的人生，臻至究竟圓滿！

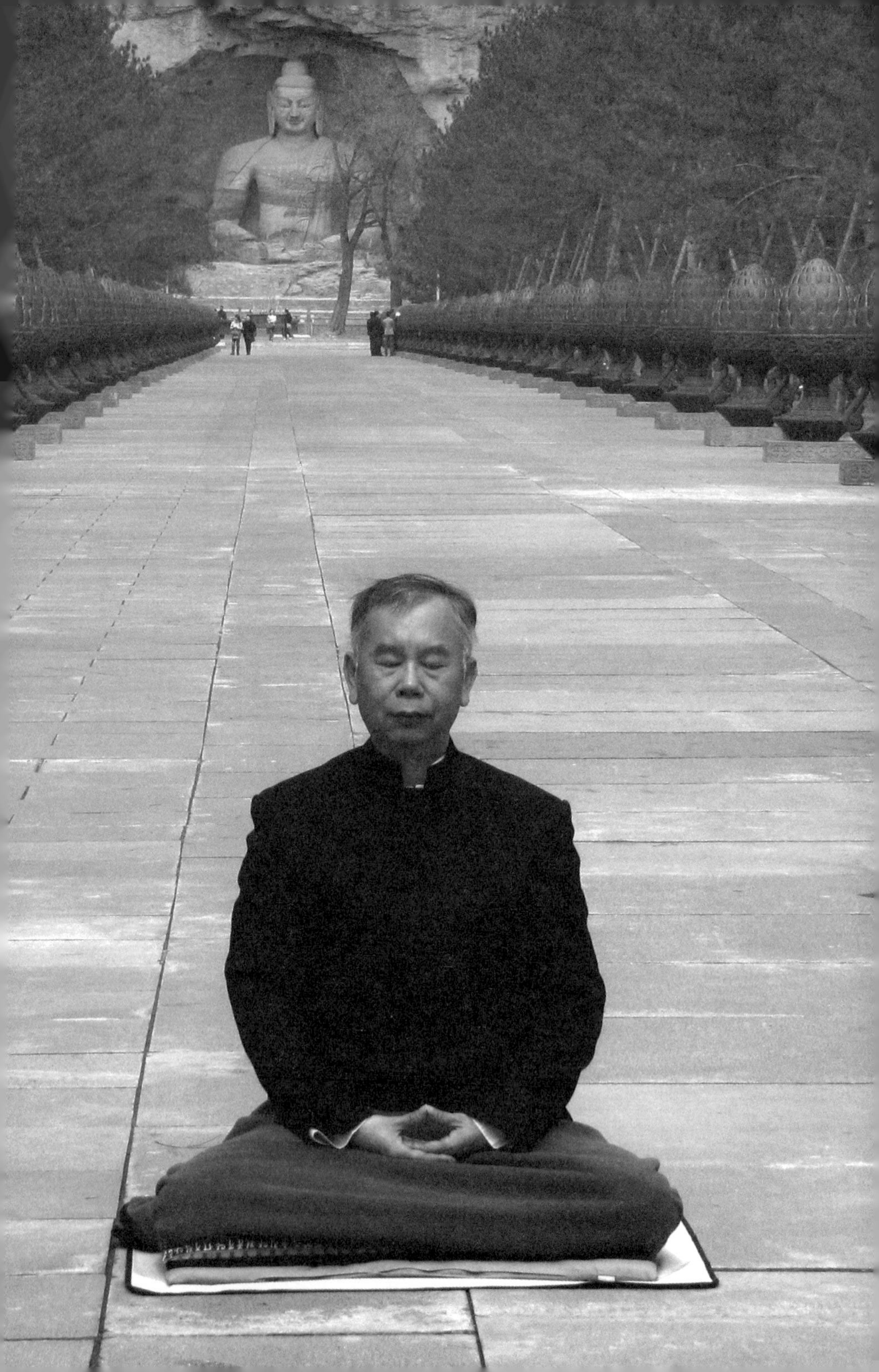

Part_1.
妙定功的基礎預備

Part_1.
妙定功的基礎預備

人類一直追求著自我生命的更加完美、理想，但是，我們很多的動作、行為卻是背道而馳。

由於在生命發展過程中，我們自我執著的心意識過於強盛，所以讓身心無時無刻處於緊張的狀況，促使我們在成長的過程中，骨骼隨著年紀漸長而日漸僵化。

這種僵化的過程，不僅使我們的骨骼僵硬，也常常因為在生活過程中，無法和諧使用骨骼，而使之產生不平衡的現象。

日積月累，再加上自我執著、緊張的結果，使得骨頭與骨頭相互之間緊緊結合不放鬆，造成身體上骨骼接合的障礙，往往容易形成脊椎側彎、骨骼不正常翻轉等現象。

其實，我們也在自己習慣的動作中，日漸強化了這種身心的緊張、變形。我們的身心到目前為止還沒有完全進化，身心結構還有很大的空間可以趨近完美，然而我們現在的所做所行，不但沒有讓身體更增上進步，反而是不斷的耗損身體，使之日漸惡化，減少天年。

因此，在我們進入妙定功的正式練習前，為了讓妙定功的練習效果更加卓著，預備方法的練習是不可缺少的。本單元所提出的課程，包含「調身」、「放鬆」、「數息」，都是非常精要的方法。

這些預備方法除了做為妙定功的前行之外，每一樣都可以提出來單獨練習，對身心同樣也會產生不可思議的效果。而在這些基礎方法的輔助下，我們將更能體會出妙定功的微妙好處。

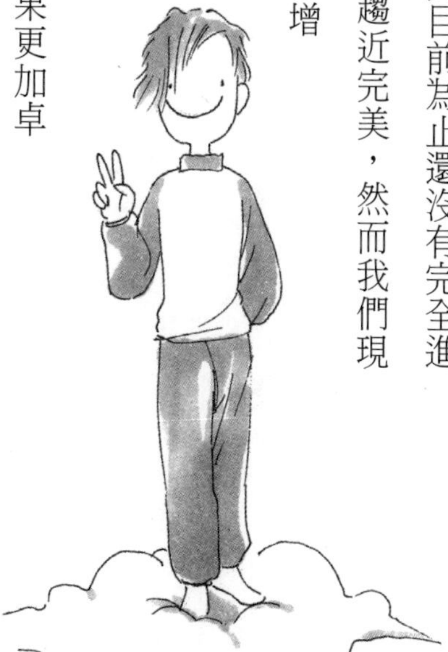

上過基礎課程，
更能夠體會妙定功的微妙好處。

自我調身

自我調身，是指調出正確的身線，將骨骼調整至正確位置，如此將有助於更快速地達到妙定功的效用。

理想的身體線條，我們可由佛教經典《造像度量經》來了解。書中記載由繪畫而成的佛身，以完美比例來展現佛陀的身線。如果以現代的科技方法，則如同電腦所繪製成的人體線條圖，而我們也藉由調整身線，來轉換進化人身為圓滿的身相。

在佛教《造像度量經》中，標示了造佛像所需掌握的比例，因此在基本的造型架構中，多用直線來方便造像設計，這種佛身造像的線條，在妙

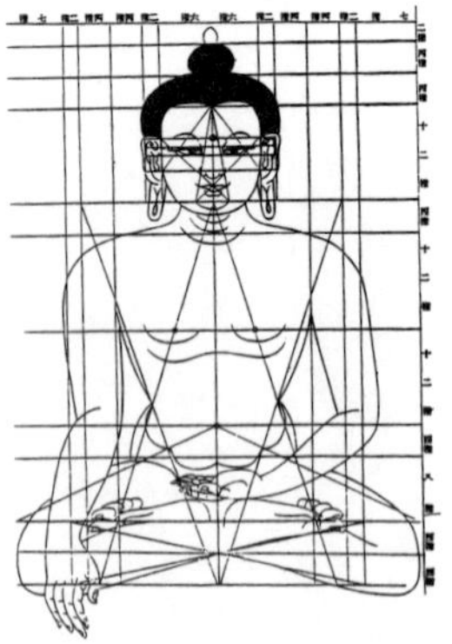

《造像度量經》中的佛身圖。

定功的身線上也有很多運用。

人體與圓滿身相的差別

圓滿的身相，具足三十二相八十種好，是人類生理發展的理想狀況，不只在造型上十分莊嚴圓滿，線條十分圓潤優美，構造亦符合物理運動的原則。

我們觀察圓滿的身相，在外型上，常能讓人欣喜接受；在比例結構上，讓人感覺到十分的莊嚴完美；在生理構造上，讓自身感覺舒適柔軟、放鬆自在，這樣的身體不易感覺疲累；在體能運動上，只要運用最小功能，便能產生最大的產值與效能。

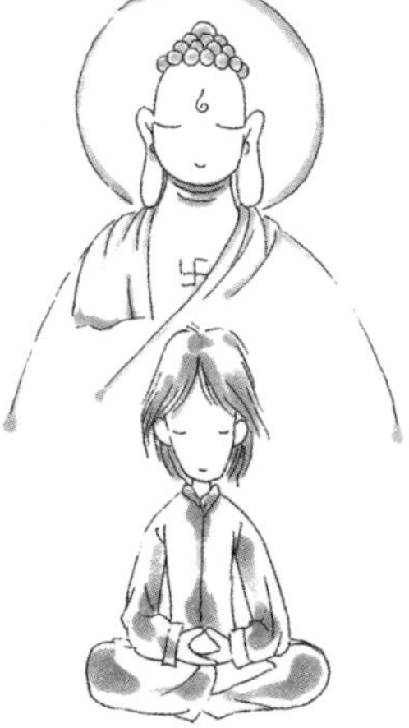

觀察圓滿的佛身。

一般人最常見的身形——從側面看脊椎骨呈現S型。頸椎向前傾，頭部也跟著一直往前，導致大椎骨突出；又由於長久被灌輸要抬頭挺胸，這種姿勢使得腰椎受到很大的壓力；而且臀部要後翹，讓尾閭骨產生壓迫緊張。

而圓滿身相的脊椎骨是自然豎直，骨節間相連如自然串起的珠鍊一般，這是由於氣脈通達的緣故。氣脈完全通達的人，身體連成一氣，大椎骨突出的部位會變平，脊椎骨會整個變成直的，完全沒有剛硬不平的線條，全身自然充滿著氣機。

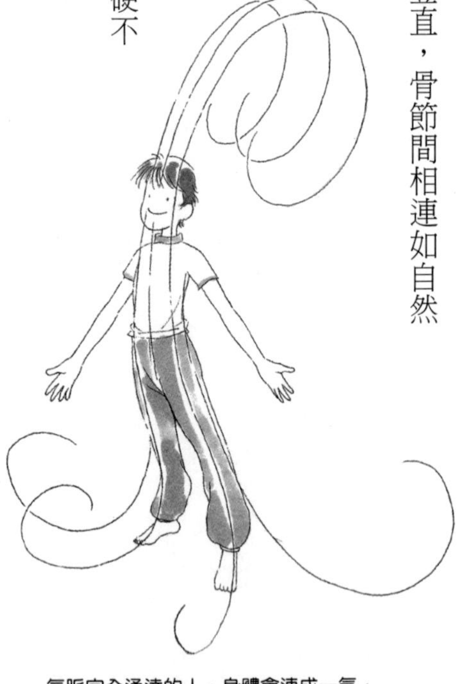

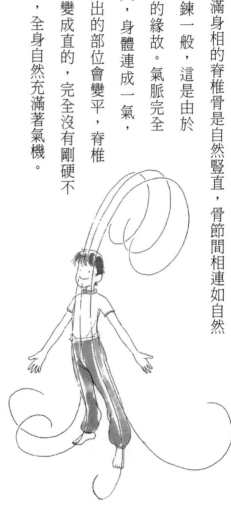

氣脈完全通達的人，身體會連成一氣，
全身自然充滿氣機。

將骨骼調至正確位置

身線的調整，是幫助我們先將身體的線及錯置的骨骼調回正確位置。

例如，從我們的肩膀到手的線，由於平常受壓力及不良姿勢的影響，肩膀通常都會不自覺聳起、手骨翻轉不正。

因此，手的線條往往是節節寸斷，導致肩膀、手肘脆弱，容易受傷，氣血循環不良，手指冰冷。

現在將這些斷折的線條，透過身線的調整做改善，調整過的線條雖然還不能達到像佛身一樣圓滿的身線，但確實是相對性較好的線。

串連身體的線

如果我們隨時隨地保持身線，不失去、不斷掉，慢慢地，全身便能連成一氣，整個身體也連成一體。

倘若將之運用在武術的練習，每一個動作都是有勁道的。精勤練習以後，我們每個動作都有其道理、不失其所，而且動作非常的輕柔，舉手

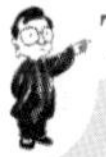

Tips

正確身線自然增長生命能量

如果我們能隨時保持身線不斷，身形不失，使全身氣脈連成一體，所有動作都不失其所，生命能量自然能時時增長。

所以，我們在身線的微調中，雖然身體的線仍然是斷續的，但漸漸地，身體的線會連結起來，而身線的調整也會越來越微細。

練習純熟後，身體的線將全部串連，氣脈自然能貫串遍達全身，不但可以改善身心，還能增加智慧。

投足皆可運用自如。

例如，手掌的五個指頭就是有五條線在轉動，轉動時，我們指頭的線不會失去，隨時隨地在不可思議的角度中展現力量，不論任何姿勢都是一樣的，當然身體的線便不會失去，而且隨時都在練功，隨時手指都是溫暖有力。

正確的身體線條

正確的身體線條，主要是先將全身的主線拉出，再加上變化出的很多細線，以身體的中軸線做為軸心，前、後、左、右呈同心圓的向外擴出，由此發展出身體的線條，慢慢再經過線↓面↓立

中脈在身體上的位置

中脈在我們身體的正中央，它不是一條真實存在的血肉脈道，而是由智慧所開啟的智慧脈。

由身體正中央臍下四指處的「海底輪」，往上「臍輪」，再往上到胸部中間的「心輪」，延伸至喉嚨中央位置的「喉輪」，到兩眉中間的眉心輪，再到頂部髮際八指處的「頂輪」，而頂輪則是中脈的開口。

中脈的顯現，表示智慧顯現在身體上。我們常常看到佛菩薩頭頂上隆起的頂髻，乃是悲心、智

面的調整。此外，正面與背部的線條亦可互相連結。

最重要線條是在身體正中央的中線，也就是由智慧所現起的「中脈」，這也是在妙定功練習中，我們首先要練習拉中的最重要一條線。

這些身體的主要線條非常重要，因為線條扭曲、折裂、失去了身線，我們的氣脈也會因此堵塞不通。

而骨骼的位置不良，姿勢也隨之不良，我們的氣脈就無法貫串全身，長此以往，身體就開始變形，骨骼也容易扭曲，身體的健康也逐漸走下坡。

所以，知道什麼是正確的身線，如何保持正

Tips

慧圓滿的象徵，悲心與智慧的圓滿使頭骨自然現起頂髻。

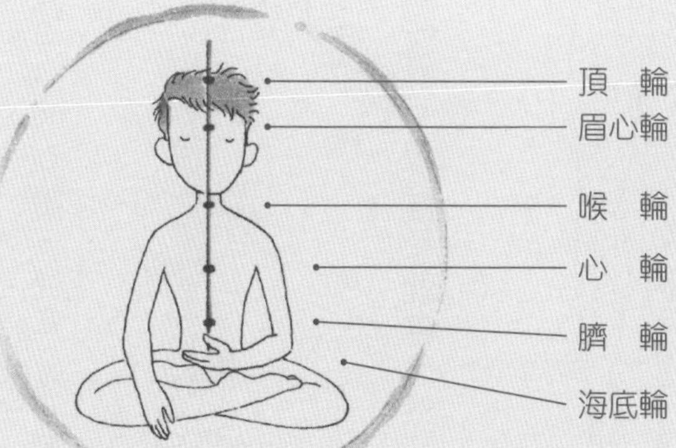

確身線，將對我們的健康產生很大的助益。

接著，就依背部、正面、側面來做介紹，讓我們認識自己的身體，究竟分布有哪些主要線條。

背部的線條

首先，我們觀察身體背部的身線，第一條即是脊椎中心的主線。

再來是脊椎骨兩側各有一條線。當脊椎兩側的肌肉一放鬆，脊椎骨就會自然回復彈性，因此脊椎兩側這兩條線也就顯得十分的重要。

接著是由兩邊肩胛骨中央的天宗穴，順下到腳後跟的兩條線，再加上天宗穴兩側又各有一條線，算起來背部主要調整九條線。

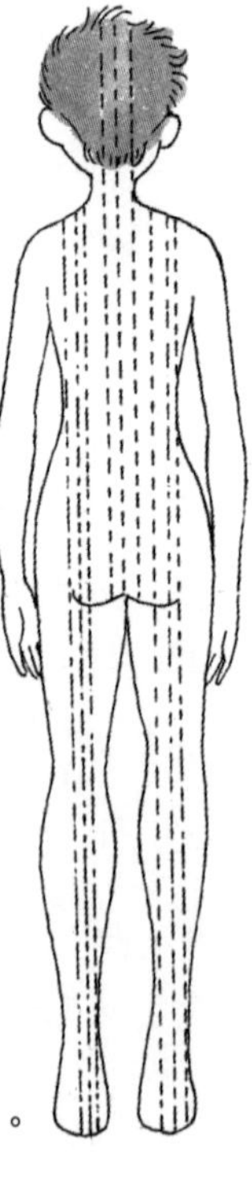

背部九條線。

正面的線條

轉過來看身體正面，也有三條主線，分別是由頭頂至胸椎下來的主要中線，以及兩邊胸線所順下至腳中趾的線條。

側面的線條

至於身體兩側的線條，是指由脇下順著雙腿外側、延伸至腳掌外側所拉出的兩條線。

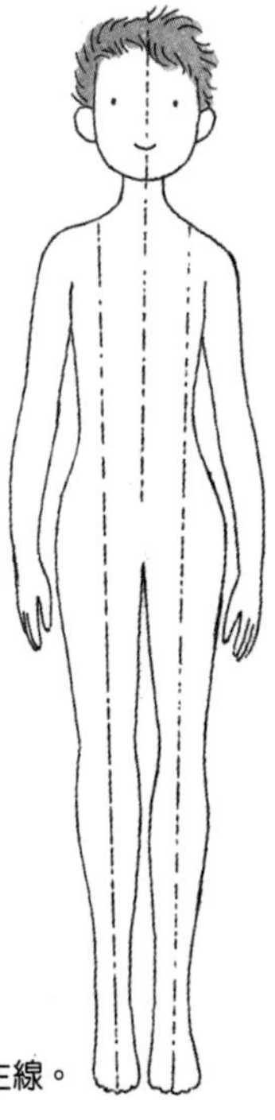

正面的三條主線。

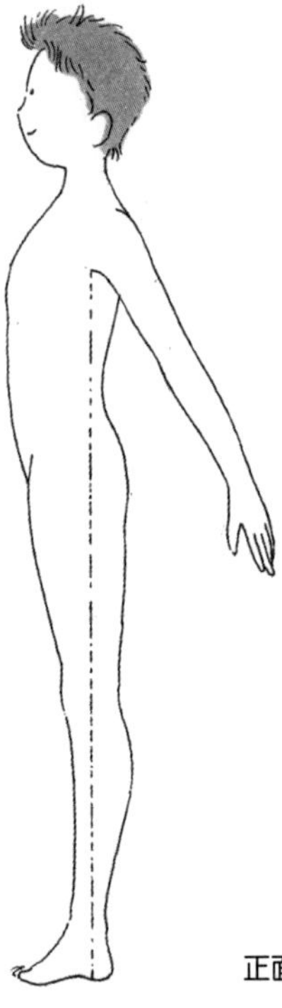

側面的線條。

了解身體背部、正面、側面的主要線條後，我們就可以正式進入將身體的線條調整出來的練習了。

觀察自己的身形

我們的身體伴隨著我們一起走過這些歲月，然而，我們是否真的清楚了解自己的身形呢？

現在，請站到穿衣鏡前面，仔細觀察一下自己的身形，畫一張自己的身體地圖，標記上最想改善或自覺較脆弱的部位。

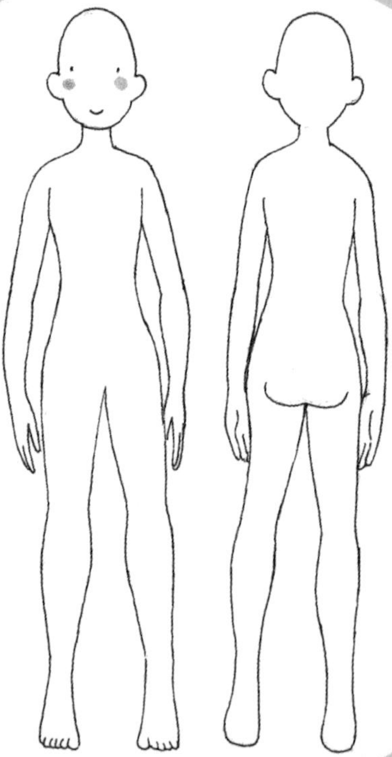

從外觀的線條觀察：是否骨頭裸露，凹凸不平，隨處可見剛硬、有角、緊張的線條？以下列出一般人常見的不良身形供作參考——

1. 頸椎不直

→不良的頸椎姿勢通常都是向前傾，然後連接頭部的部位又向後折，頸椎移位，從側面看脊骨呈向內扭曲狀，導致頭部與身體的連結不正。

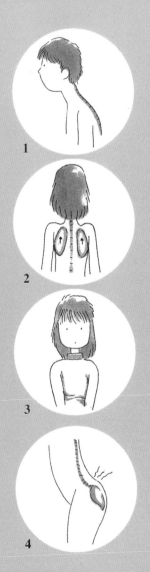

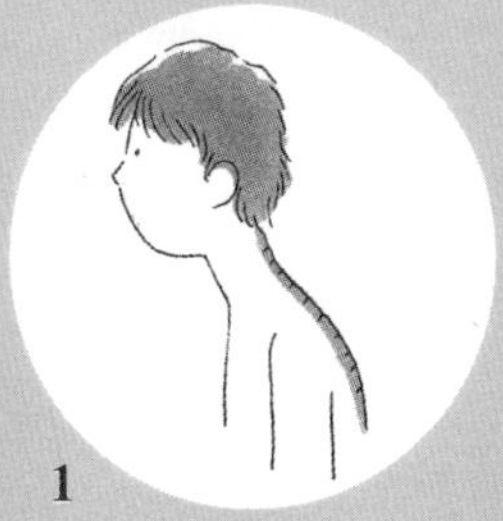

1

2. 肩胛骨上聳

→由於緊張與壓力的緣故，肩胛骨會不自覺的往上聳，整個背也跟著往上拉。

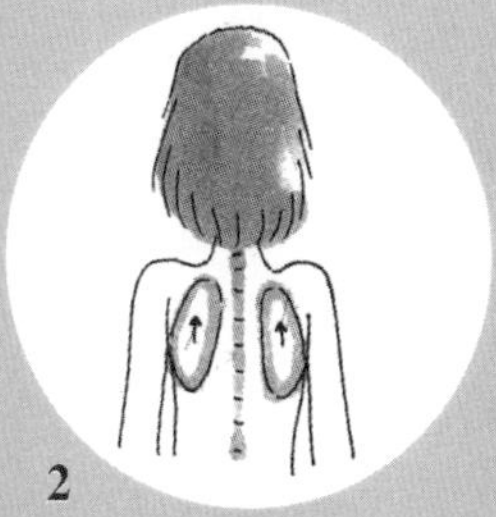

2

3. 肩膀內含

→肩膀不僅內含還向上頂，肩頸僵硬，氣血堵塞，無法上行到腦部，頭昏昏沉沉的，清明的智慧自然無法生起。

3

4. 腰椎前頂

→以腰部頂住，支撐上半身，造成腰椎內陷，脊椎的氣中斷，無法貫連。

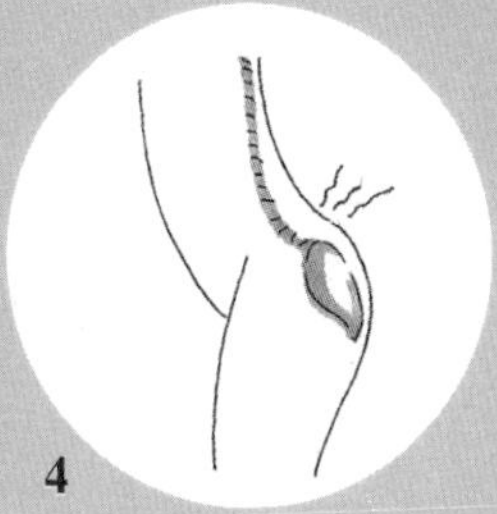

4

5. S型脊椎

→脊椎從側面看呈S型，壓力都累積在脊椎兩側的肌肉，使這兩條肌肉非常緊張僵硬。

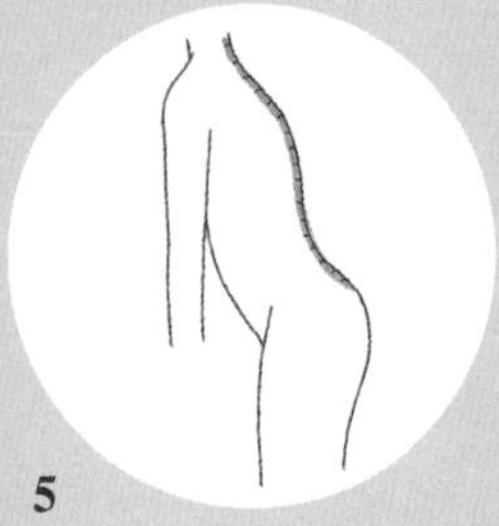

5

6. 胯骨外翻

→進入青春期、有性慾時，胯骨便會很自然的向外翻，導致出現胯骨外翻的現象。

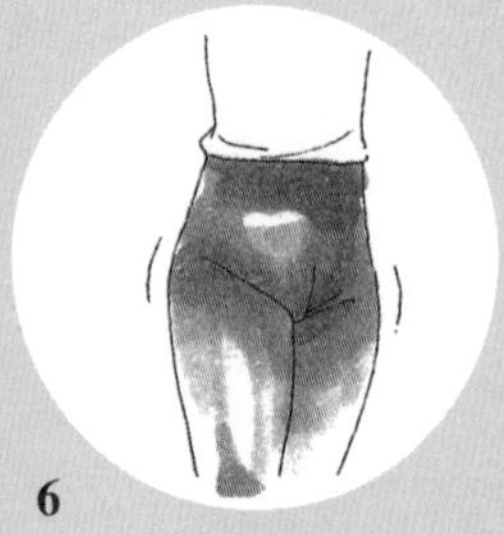

6

7. 膝蓋僵硬打直

→由於膝蓋僵硬，習慣性打直，氣積聚在膝蓋，無法下沉至腳底。

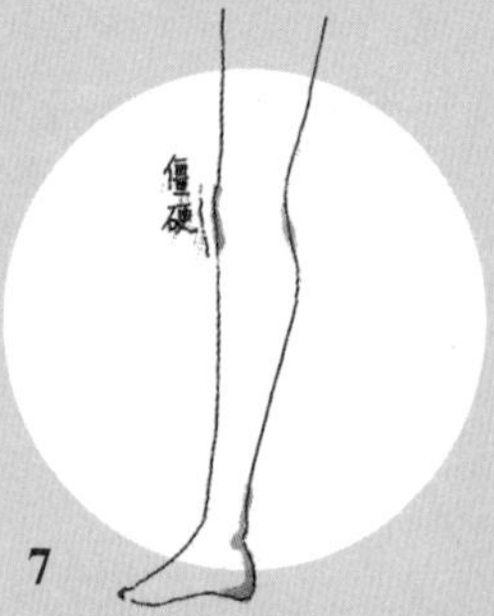

7

以上身形是我們日積月累在身體上所留下的壓力摺痕。但是，我們一定要建立一個良好的觀念，不良的身形不是永遠不可能改變，身體是可以經由練習改變、調整的。一旦建立好正確的觀念，才能在練習妙定功的過程中，確實收到良好的效果。

也就是說，只要具備正確的觀念、良好的學習、精勤的練習，終有一日可以日漸完美，漸漸臻於理想的身形。若是觀念不正確，抱著不可能改變的心態，阻礙身體的改善與進展，就只能隨著時間的流逝，任憑敗壞我們的身體。

調身線的練習

在開始調身之前，先了解身體有哪些部位是調整的重點。

調整的部位

肩膀

妙定功中，大部分的調整部位，都是身心壓力累積比較嚴重的部位。像肩、頸、手臂、胯骨、膝蓋、頭部，這些部位常常是身心壓力的集中地。

當我們承受壓力時，肩胛骨隨之上聳、擠壓，產生扭曲變形，而肩部則呈現既內含又外折的扭曲狀態，使骨骼裸露、脆弱而容易受傷。

心裡一緊張，肩膀幾乎是反射性的高高聳起，有些人甚至在平時就習慣聳肩而不自知。以往「五十肩」的症狀，大部分在五十歲上下的中高年齡層才會出現，現在幾乎已經提早到「三十肩」，再加上電腦、智慧型手機的普及，我們的肩膀扭曲情況更形嚴重。

手臂

不正確的使用肩膀，或手提過重的物品，手臂、肩膀都很容易拉傷。

像手腕關節的部位，使用極為頻繁，也很容易受到傷害，尤其是電腦族因為不正確的姿勢，造成腕部受傷的狀況越來越普遍，才會有「電腦手（腕部隧道症候群）」一詞的出現。

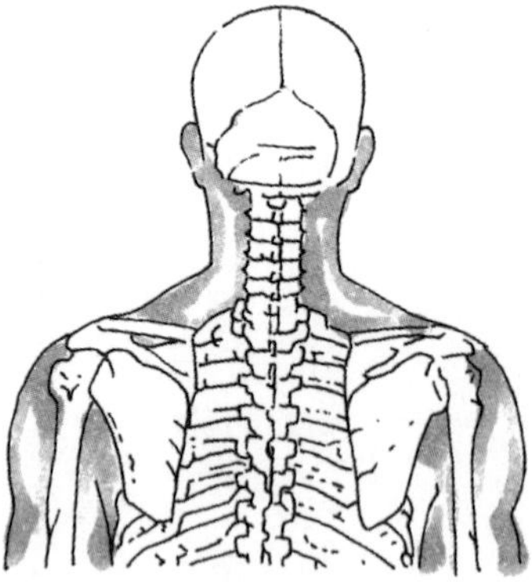

肩胛骨

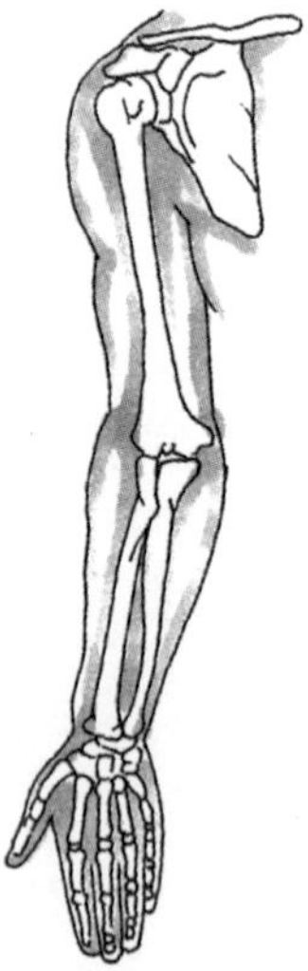

手臂

胯骨

其實很多傷害的造成，原因是姿勢不良所引起，當然有些部位是會隨著成長而變形，像胯骨就是一個很明顯的例子。

我們出生時的胯骨是平正的，而當我們開始有情慾時，胯骨便會呈現外翻的現象，尤其是生過孩子的婦女，胯骨外翻的現象更是嚴重。

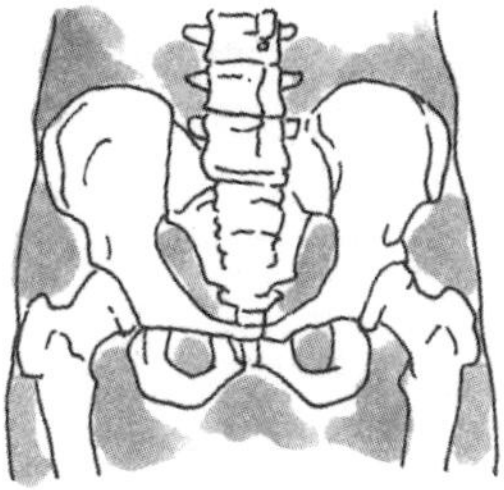

胯骨

膝蓋

膝蓋是我們身體上使用極為頻繁的部位，幾乎承受著我們全身的重量，如果長期習慣不良的

Tips

「落胯」的重要性

對於習武的人而言，「落胯」是必備的基本要求。

為什麼「落胯」會這麼地重要呢？

因為只有胯骨向下落，我們的底盤才會穩固，身心才能安住不動，而站立、走路時才能輕鬆自在，腰部不受壓力，所以胯骨的調整極為重要。

姿勢，膝蓋很容易就會受傷，而且氣機無法流暢到腳底。

頭部

此外，由於自我執著心的緣故，我們的眼睛、耳朵、鼻子、嘴巴、身體都時常被外物所執著，因此頸部往往向前引，這樣的姿勢會引起頭部與身體連結不順暢，氣血循環不良，很容易導致頭痛的產生。

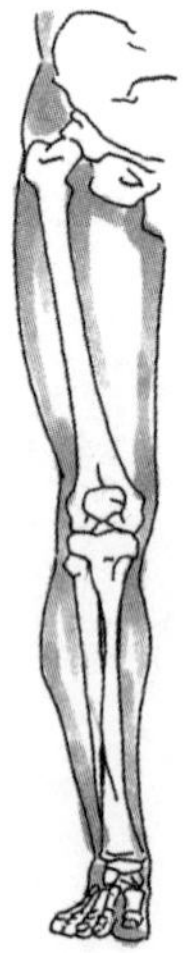

膝蓋

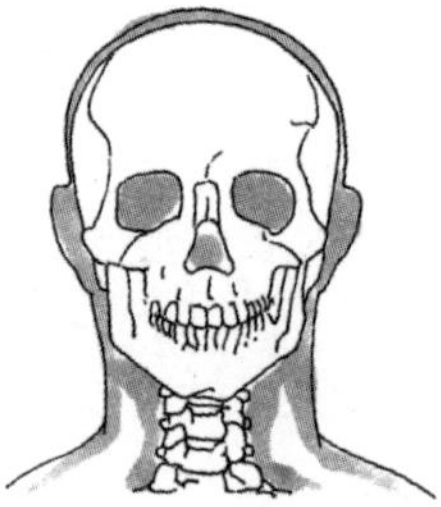

頭部

調整身線的方法

基於以上的了解，我們可經由調整身線的練習，使這些因姿勢不良在身體上造成的問題獲得改善，進而促進全身的氣脈循環順暢。
調整身線的練習，沒有任何時間、地點的限制，在正式練習妙定功之前，務必要先熟練調整身線的方法。

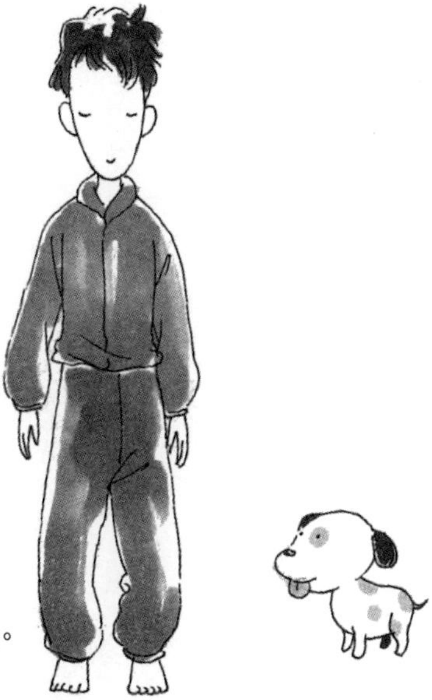
放鬆的站姿。

身線的調整可分為手臂、肩胛骨、胯骨、腳及頭部等部位。手臂的部位又可分為鎖骨、肩關節、肘關節、腕關節及指關節的調整。
接著，我們就以放鬆的站姿——雙腳自然站立，張開約與肩膀同寬，身心完全放鬆，盡可能讓身體的重量往下沉到腳底，雙手放鬆下垂，保持自然呼吸——想像自己站在水池中央，身體像楊柳一樣輕柔，開始來練習各部位身線調整的方法。

調整鎖骨

【步驟】

A身心完全放鬆，放下。

B右手以鎖骨為軸心，想像肩胛骨像一扇門一樣，輕輕向前含。

C移至身體前方時，讓肩膀放下，手往下沉。

D手平平的移回身側。

【要訣】

- 只移動要動的部位，動作越放鬆，效果越好。

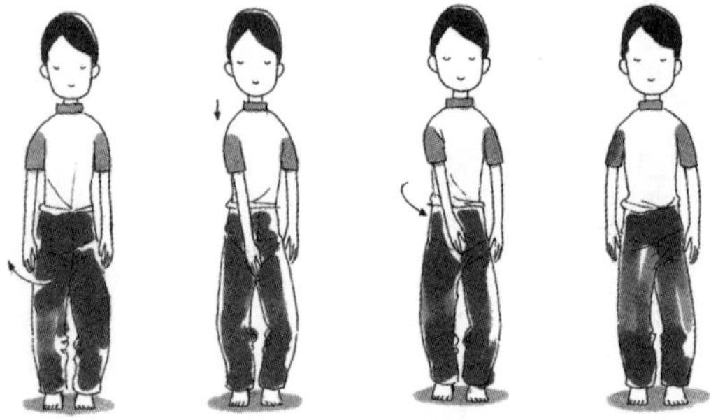

A　B　C　D

Tips

練習時，注意肩膀不要聳起

聳起肩膀，是我們平常習慣性的動作，但是在做這個練習時，要注意肩膀不要聳起來。不管你有沒有察覺，無論如何，只要將肩膀放下即可。

此外，手做平正收回來的動作時，不要有轉動或其他多餘的動作，或是再習慣性的向外翻。

【練習的檢測】

- 正確的調身之後，最常見的反應是感覺手指頭脹脹麻麻熱熱的。
- 如果只調整右鎖骨，可與左邊尚未調整過的鎖骨比較，會很明顯的發現右邊鎖骨肌肉開始有飽滿的現象，好像氣球一樣微微膨脹，肌膚也變得較細，如同嬰兒的肌膚一般，且會比較有光澤。
- 手放在鎖骨上方，感覺有熱氣散發出來，這是氣機開始暢通的現象。
- 右手和左手平舉比比看，可以發現右手變得比左手長。

調整肩關節

【步驟】

A肩膀放鬆，放下。

B以右肩關節為軸心，想像肩關節像一扇門一般，向前關門，整個手臂隨著肩關節放鬆、向前內含。

C手移置身體前方時，將右手原地輕鬆地往下放。

D肩關節平平的回正，移回身側。

【要訣】

• 肩關節完全放鬆、輕輕的向前含，就像將門往身體前方關門一樣。

【練習的檢測】

• 如果我們把手放在調整的肩關節上，會發現有熱氣冒出，如果感覺氣似乎有些黏稠，這是體內濁氣排出的現象。

注意事項

• 注意肩膀不要聳起來。

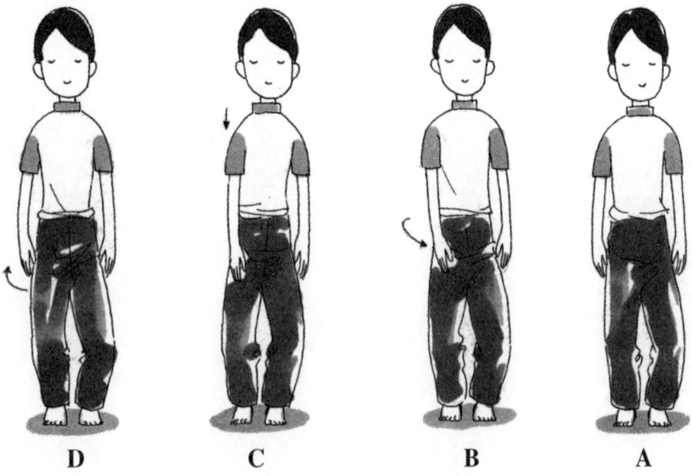

- 右肩調整完之後，試著先拍打右肩，再拍打左肩，這時會發現右肩比較不會疼，好像有氣墊保護一樣。
- 這時再比較兩手的長度，會發現比起鎖骨的調整練習，手又增長了一些。

調整肘關節

【步驟】

A手臂放鬆，放下。

B以肘關節為軸心，想像右下手臂如同在水中一般，朝上慢慢的浮起來，完全不用力的置於胸前。

C感覺手的力量是往下沉的，好像手放在桌上的感覺。

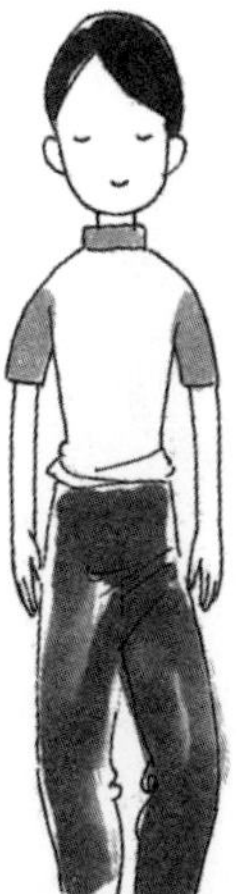

A

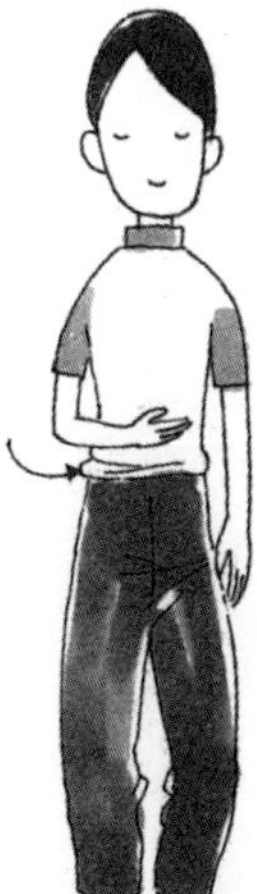

B

D手肘自然慢慢放下，回到身側，上下手臂呈現自然順暢的直線。

【要訣】

- 讓手臂的中軸線隨著肘關節慢慢浮起，慢慢回復。
- 身體正中心的軸線與兩胸線要保持著，不要失去身形。
- 如果以另一隻手扶著浮起的手臂，感覺手臂有很沉重的力量，表示浮起的手臂是放鬆的。

【練習的檢測】

- 完全放鬆的情況下，會感到手是有重量的，而且感覺很痠。

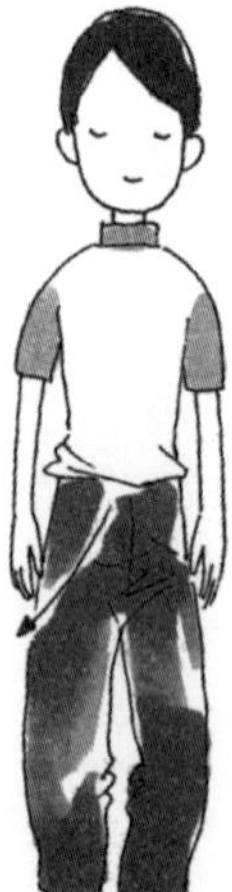
D

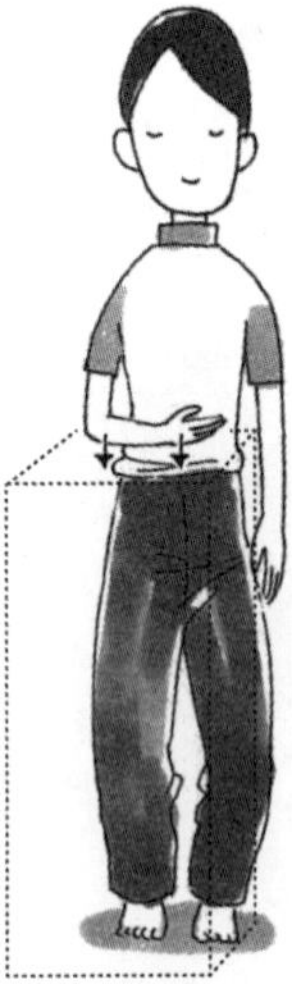

C

調整腕關節與指關節

【步驟】

A想像右手臂像在水中一樣，輕輕的向前浮起，感覺好像有人托著我們的手臂一般。

B腕關節完全放鬆，讓手掌自然掉下來。（如果腕關節完全放鬆的話，手掌與下手臂會自然呈90度。）

C手掌慢慢回正。

D再將每根指頭的指關節，由上而下一節一節自然放鬆的向內捲。

E手掌慢慢張開，手指完全伸展開來。

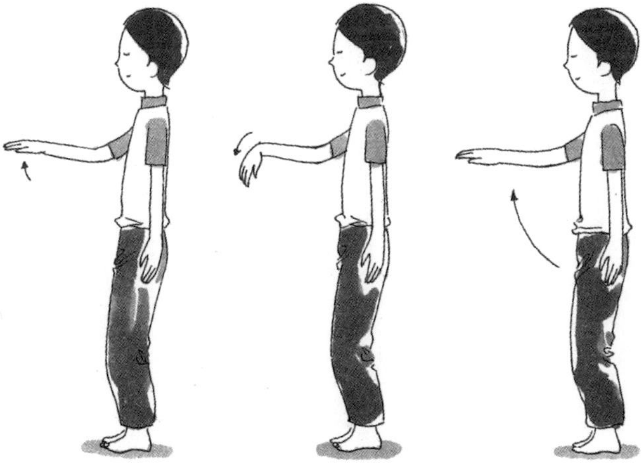

A　B　C

F整個手臂再慢慢放下來。

G右手臂調整完之後，同樣的步驟再練習左手臂。

【要訣】

- 調整時，動作要像是浮在水中一樣的輕柔。
- 腕關節定住不動，讓手掌自然往下沉。

【練習的檢測】

- 調整完之後，會感到腕關節變靈活，手指輕柔、飽滿有力。
- 當調整完一手時，可用此手敲打尚未調整那隻手，再反之，會發現調整過的手指變得較有力量。

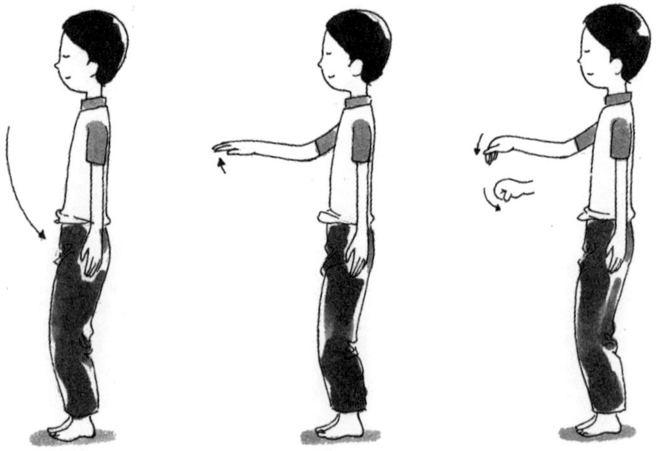

F　　E　　D

• 調整到這個階段，手部已經完全放鬆了，這時不但手的線條變得順暢柔美、自然服貼身體，手的反應變快，力氣也變大了。

調整肩胛骨

【步驟】

A身體慢慢向前傾，雙手自然放鬆下垂。

B雙手在胸前做交叉動作，讓肩胛骨擴展開來。

C然後，雙手慢慢放下，再以雙手撫順肩胛骨下的肌肉，撫順三次。

D身體再慢慢抬起來，藉由回正的動作將肩胛骨放下。

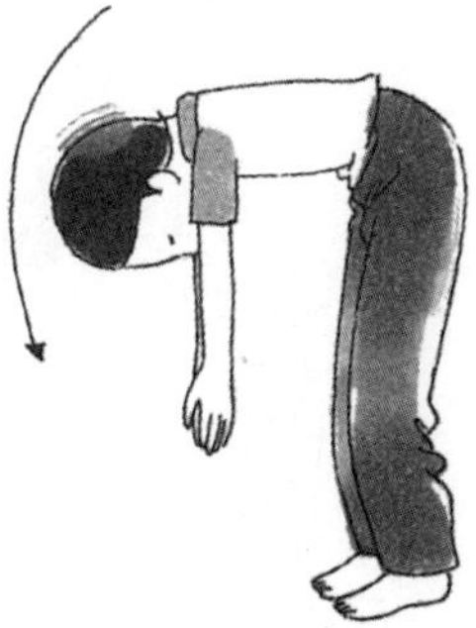

A

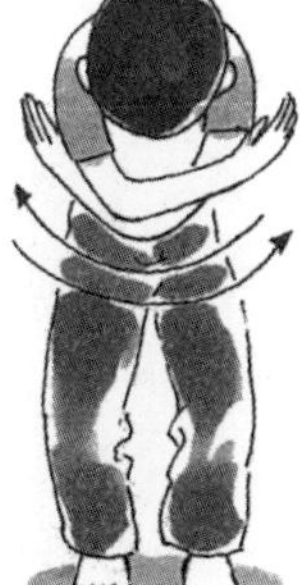

B

E起身後，將兩手分置於脇下，大拇指朝前，四指朝後，以雙手虎口從身體兩側脇下順氣。

【要訣】

- 雙手放鬆下垂，好像猩猩的手臂一般，肩膀不要用力。
- 盡量讓肩胛骨擴展開來。
- 撫順的雙手放鬆、放空。

【練習的檢測】

- 肩胛骨是否有熱氣流竄，是否沒有那麼緊張？
- 動動肩胛骨，是否感覺比較鬆了？
- 脇下的氣是否比較飽足？

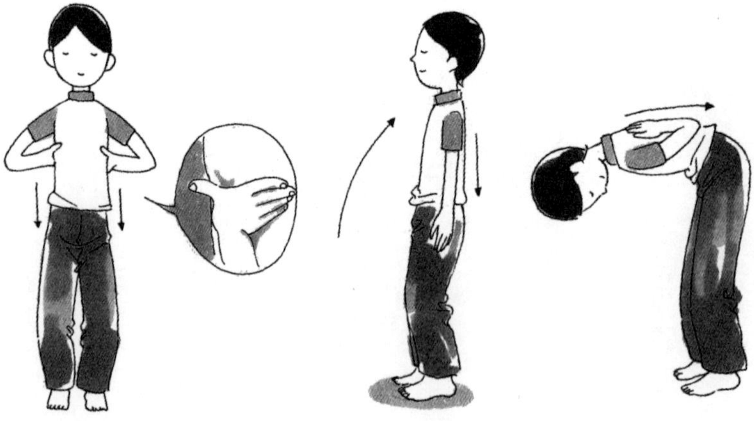

C　D　E

調整手臂與肩胛骨

【步驟】

A雙手完全放鬆，朝兩側平平浮起，整個人呈十字形。

B雙手於正前方輕輕合掌，兩手手掌相合有如黏住一般。

C將手掌慢慢翻轉至胸前，使指尖朝向胸部。注意翻轉的角度，以兩掌不分開為原則。

D想像手掌與胸部之間有一個氣球，氣球不斷的變大，我們的手臂也隨之往外擴

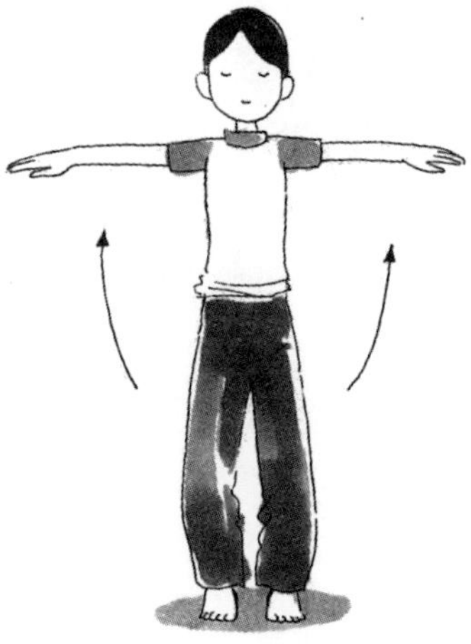

A

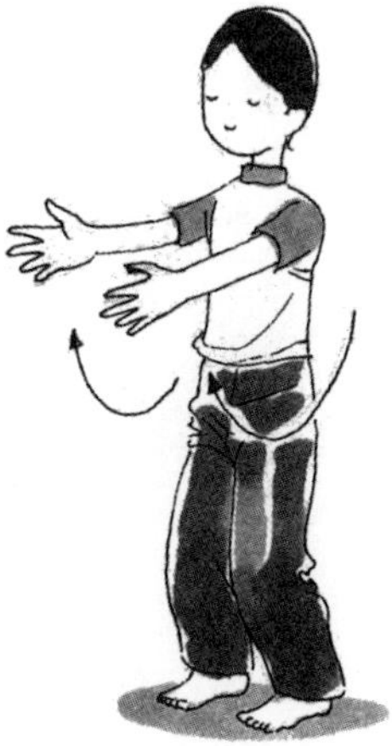

B

張，同時肩胛骨也跟著外擴，擴到極點時，保持此姿勢稍停片刻。

E翻轉手掌，回復指尖朝上，然後兩掌交疊（左手下、右手上），從心輪慢慢撫氣順到丹田。

【要訣】

• 雙手合掌時，雙掌放鬆地黏在一起，想像手掌完全消失，變成空掌，可以去除我們意識中對「手的概念」之執著限制，使調整的練習達到更好的功效。

【練習的檢測】

• 肩膀比之前更加放鬆了嗎？
• 胸部的鬱結之氣是否鬆開了？

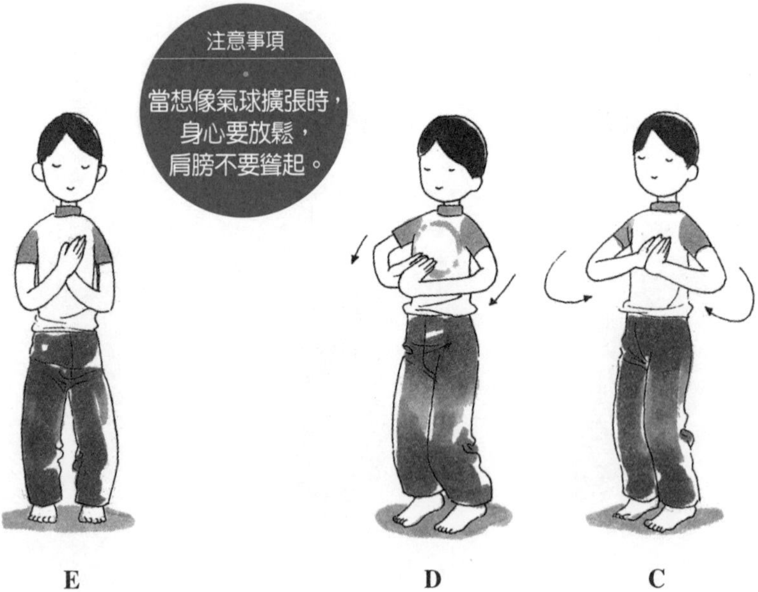
注意事項
當想像氣球擴張時，
身心要放鬆，
肩膀不要聳起。
E
D
C

- 心氣是否比較順暢？

調整胯骨

【步驟】

A將外翻的胯骨往內扣──以右腳跟為基點，胯骨、膝蓋、右腿自然向內扣；左腳做同樣動作，使雙腳呈內八字。

B接著身體慢慢向前彎，脊椎一節一節自然向前彎曲，雙手下垂，完全放鬆，就像猴子和猩猩的手臂一樣。

C臀部盡量向後推移，保持此姿勢片刻。

D雙手從腰部順氣推撫至臀部三次。

E身體慢慢抬起來，藉由起身回正的動作，

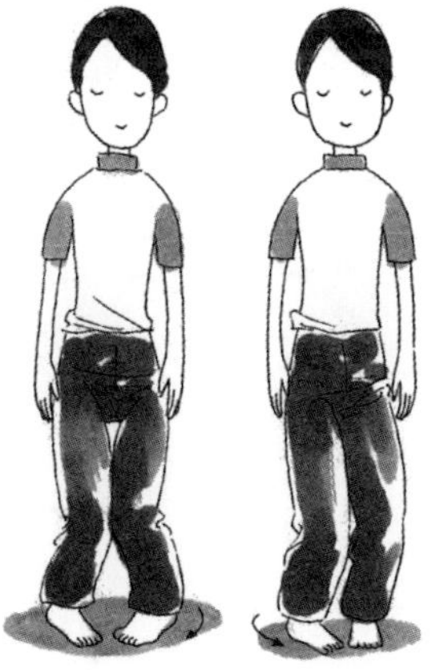

A

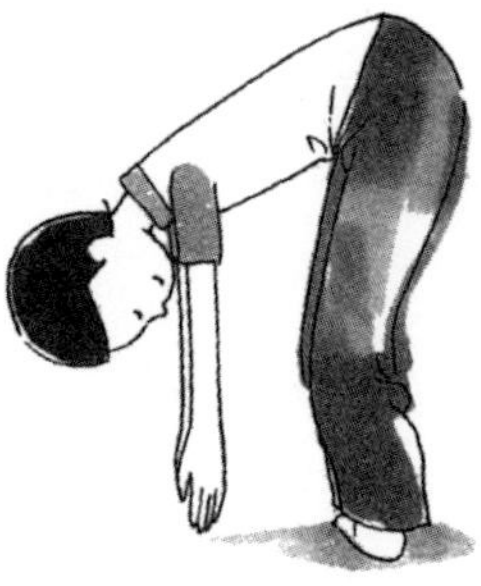

B

讓胯骨自然往下落，尾閭骨掉下來，感覺上半身坐在雙腿上，雙腳慢慢回正。

【要訣】

- 胯骨要向內扣。
- 起身時，胯骨、尾閭骨往下掉，感覺上半身是坐在兩腿上。
- 順氣推撫至臀部時，手掌要像黏著身體一樣，密合撫順。

【練習的檢測】

- 轉動胯骨，腰部的動作是否比較靈活？
- 腹部是否有內縮的感覺？
- 臀部的肌肉是否變得更有彈性，氣機飽滿？

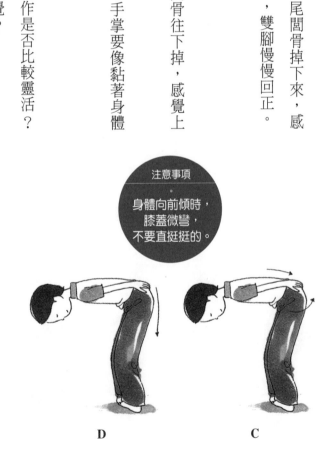

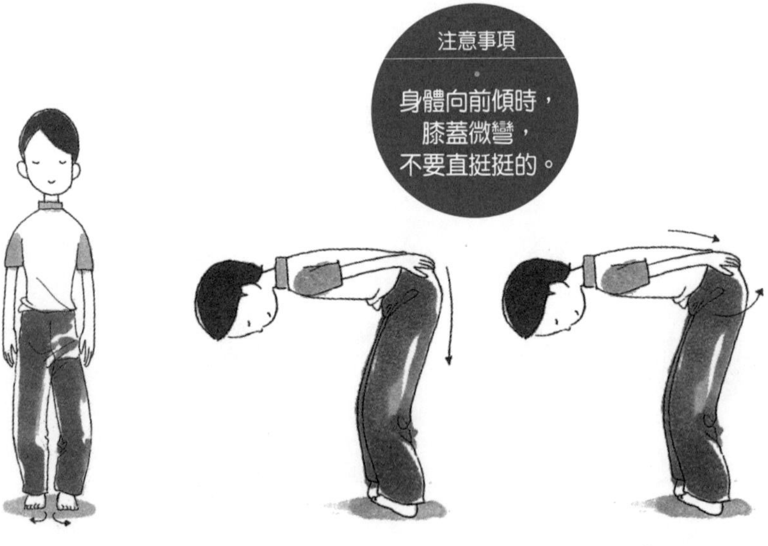

注意事項
身體向前傾時，
膝蓋微彎，
不要直挺挺的。

C　D　E

調整雙腳

【步驟】

A調整到胯骨之後，會感覺氣好像積存在膝蓋，這時膝蓋要自然微微的彎曲，使膝部放鬆，氣機順暢。（平常行走、站立時，也要隨時保持膝蓋微曲，才不會失去腳部的身線。）

B膝蓋微彎時，氣便順下至腳底，然後將十個腳趾頭往上提，再放下。

C腳後跟抬起來，以踮腳尖站穩，腳後跟再放下來。

D感覺腳掌完全平貼在地面，與大地連成一氣。

【要訣】

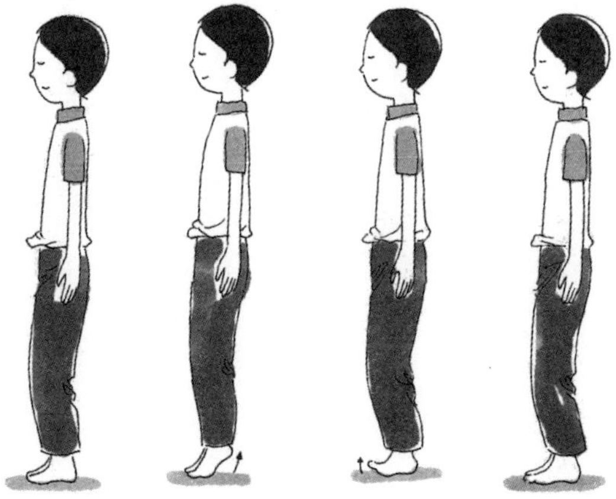

A　B　C　D

• 膝蓋自然微微彎曲。

• 十趾扣住地面再抬足跟，腳跟放下之後，感覺腳掌與大地完全結合在一起。

【練習的檢測】

• 膝蓋是否自然彎曲，沒有卡住？

• 如果調得正確的話，會感覺到身體好像落地生根一般黏在大地。

• 請別人推推自己的身體，是否如同大樹一般屹立不搖？

調整頭部

【步驟】

A 大椎骨、肩胛骨完全放鬆的往下掉。

B 頸椎盡量往後推。

C 下顎平正的往內收。

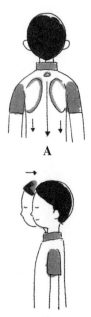

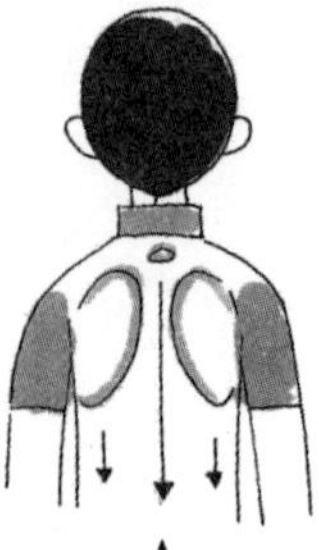

A

B

D將頭部安置在頸椎上。
E兩頷及下巴放鬆。

【要訣】

- 大椎骨一定要放下來。
- 調整好姿勢後，一定要放鬆，如果感覺很緊張，記得從緊張的中心點放鬆。

【練習的檢測】

- 收下顎時，口中是否有唾液產生？
- 丹田是否有溫熱的感覺？
- 當大椎骨往下掉的那一剎那，頭腦是否變得比較清楚，眼睛也比較亮？

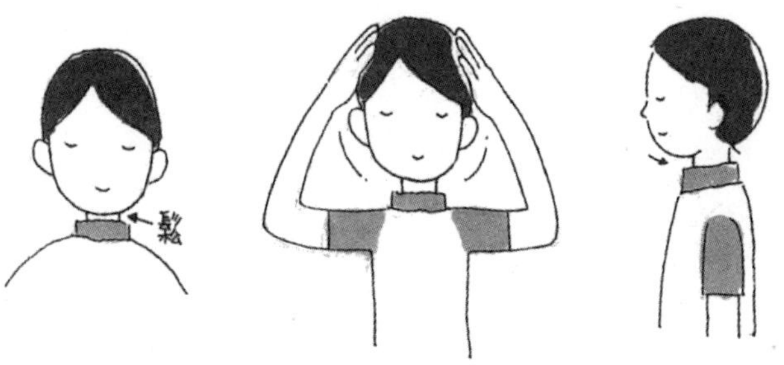

C D E

Tips

身線是否調整正確了？

初學妙定功者，常常擔心自己的身線是否調整正確。其實，不需要擔心這個。因為有練習就有效果，我們所調整的身線是相對性正確的位置，慢慢地趨近，只要放鬆地勤加練習，自然會在身心上展現成果。

另外，要注意的是，調整完身形之後，身體已經開始產生變化，變得比較放鬆，力氣也變大了。

調身後的現象

簡單的說，身線的調整，就是將骨骼放置於正確良好的位置，自然就會調整出良好的身線。

因此，將特別容易承受壓力的部位，藉由正確調整身線的方法，將之調整回相對性正確位置，不僅壓力可以得到抒解，氣脈也會更加暢通，使身心都得到改善與健康。

我們光是練習身線的調整，就有放鬆全身的效果，在身心兩方面都能夠獲得很多不可思議的好處。

正確身線對身體的好處

很特別的是，當我們將身線調整好、骨骼放置於正確位置，身體就會自然調整，氣機自然流竄全身。

當身線調整過後，我們的動作變得更輕鬆自在，氣機都直接流竄到末梢，手腳不再冰冷，手也變得更加有力。

調整手臂之後，皮膚變得較為光滑、細嫩；而肩胛骨經過調整，累積在肩胛骨的壓力就放鬆許多，動起肩膀也感覺比較鬆；胯骨的調整讓腰部鬆柔，整個底盤穩固下來。

雙腳調整之後，整個氣機便沉到腳底；頭部調整的效果非常顯著，除了頭腦會更清楚之外，甚至臉型也會隨之調整。

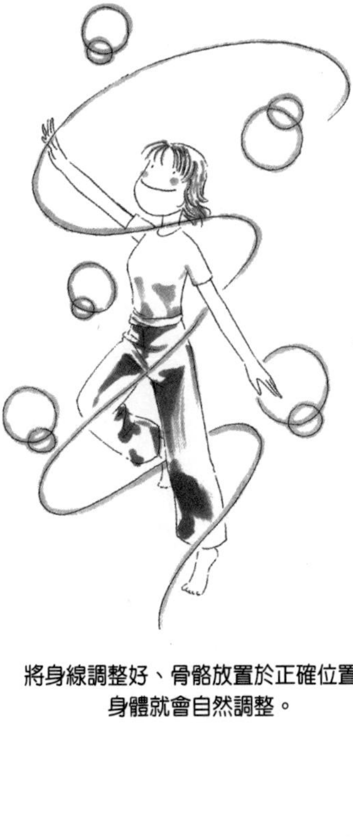

將身線調整好、骨骼放置於正確位置，身體就會自然調整。

正確身線對呼吸的好處

當全身調整完，骨骼連結相對性順暢，全身氣血流暢、活絡，我們可以發覺到不只身體上實質的利益，心念也會漸漸安定，呼吸變得更為細長，呼吸線逐漸往身體中間移動，或是有脈輪呼吸的現象產生，這樣的變化有助於中脈的開發。

正確身線對心靈的好處

當我們的身、息、心變得安定的時候，會發覺到我們觀察事情的方法，變得和以往不一樣，跳脫過去的慣性思考模式，不但創意增長，在處事待人方面，也更能體會自己跟對方的立場，心中自然生起慈悲、友愛的心。

身線的調整，調的不只是身體線條，連呼吸與心念都會隨之調整，當身體、呼吸、心念三者逐漸放鬆，我們的智慧也會很自然的增長。

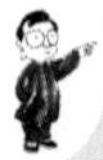

Tips

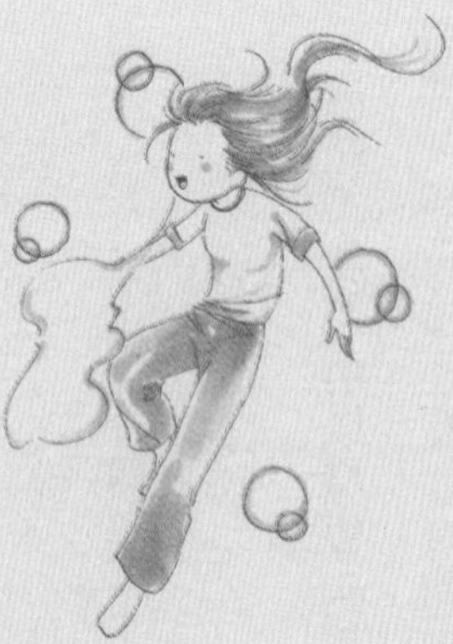

脈輪呼吸

練習調身之後，讓我們一般人乾涸的脈輪，經過放鬆、放下、放空的練習，而使脈中央的脈輪更為放鬆、放下、放空，然後脈輪就像蓮花的花苞一般，是活的，會自然呼吸，稱為「脈輪呼吸」。

預備課程 | **Lesson_2. 放鬆**

什麼是正確的放鬆

妙定功最重要的基礎是建立在「放鬆」。到底什麼是放鬆？似乎大家的認知都不大相同。本書所指的「放鬆」，並不是躺在沙發很舒服地看電視，也不是身體垮下來，而是真的有感覺的放鬆、放下，這種感受若以紙來比喻，就像是將一張糾結成團的紙，輕輕地攤開撫平，這就是真正的放鬆。

緊張的情緒與壓力，讓我們身心的壓力摺痕越來越深。然而，大部分人的放鬆方法，都只是不停在壓力的摺痕線上反覆轉動，越想要放鬆，反而施加了更大的壓力，讓摺痕更深，這全都是因為錯解了「放鬆」。

所以，當我們緊張的身心如同滿佈皺摺的紙張時，就讓我們的骨骼、肌肉像紙團一般攤開，輕輕地撫平摺痕，我們全身的骨骼肌肉也就隨之放鬆了。

放鬆禪法的練習

「放鬆」不僅是觀念上的放鬆，而是確實有方法來達到放鬆的目的，因此有「放鬆禪法」的產生。

放鬆禪法是從兩個系統來進行，一個是物質的元素性，也就是從最粗到最細微的物質轉變次序——地、水、火、風、空；另外一個就是從我們的心擴展到整個外境，也就是心、氣、脈、身、境。

而透過這兩個系統的互相交織，使得我們現實存有的身體，在有次第的放鬆之下，慢慢達到進化的目的。

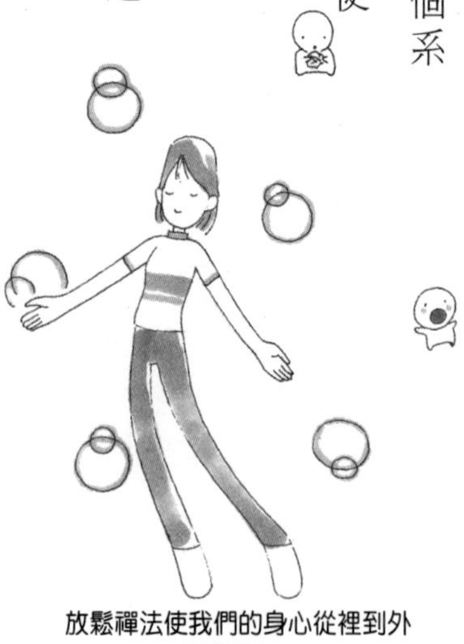

放鬆禪法使我們的身心從裡到外放鬆開來。

因此，在妙定功的練

習中，都會配合放鬆禪法練習，讓我們的身心實際達到放鬆的效果。而且，在動作上越放鬆，不用力來練習妙定功，練習的效果越好。

練習放鬆禪法時，若是條件允許的話，最好能選擇一個安靜、空氣流通的空間，但是要注意，不要讓風直接吹到身體。

首先，我們可以先依循以下的預備動作，來調整自己的身心，以便更容易進入放鬆狀態，沒有壓力地來做練習。

1將頭部、兩肩、兩手、胸、腹、背、腰、臀部、兩腿、兩腳、腳掌的所有關節活動一下，使之放鬆。

2深深吸一口氣，然後將體內的濁氣全都吐掉，再慢慢吸進新鮮空氣，並與下面的動作配合——

(a)輕鬆的站著，兩手自然垂放在身體兩側，讓全身骨頭都鬆開。
(b)將軀幹骨節向前傾，從頭部開始，沿著脊椎骨一節一節的放鬆向前往下掉。
(c)骨節放鬆向前，一節一節向下掉，上半身也漸漸向前彎下。此時，將濁氣以鼻子和嘴巴吐出，盡可能想像把全身的濁氣都吐掉。特別是沿著一節一節的脊椎骨，將脊骨的濁氣全部吐出。

(d)身體彎到不能彎時，稍停片刻，然後從脊椎的尾端開始，一節一節向上浮直。

(e)身體一面浮直，一面以鼻吸氣，想像將光明清淨的空氣吸入全身每一個細胞，就像吹氣球一樣，讓脊椎骨自然浮直。

以上動作重複做三次。如果能確實練習放鬆禪法，身心會產生前所未有的超越與進展。現在，讓我們保持調身線後的身形，開始專注循序練習以下放鬆、放下的步驟。

全身骨骼的放鬆

1十趾、腳掌完全放鬆、放下，小腿骨、大腿骨放鬆、放下。

2胯骨放鬆、放下。

3尾閭骨放鬆、放下，脊椎骨由下而上一節一節放鬆、放下。

4肩胛骨放鬆、放下。

5肋骨、胸骨放鬆、放下。

6十個指頭、手掌、兩手、兩臂放鬆、放下。

7肩膀放鬆、放下。

8頸骨由下而上一節一節地放鬆、放下。

9頭骨全部放鬆、放下。

再由頭骨放鬆、放下↓頸骨一節一節的放鬆、放下↓肩膀↓兩膀↓兩臂↓兩手↓手掌↓十個指頭↓胸骨↓肋骨↓肩胛骨↓脊椎骨一節一節地放鬆、放下↓尾閭骨↓胯骨↓大腿骨↓小腿骨↓腳掌↓十趾完全放鬆、放下。

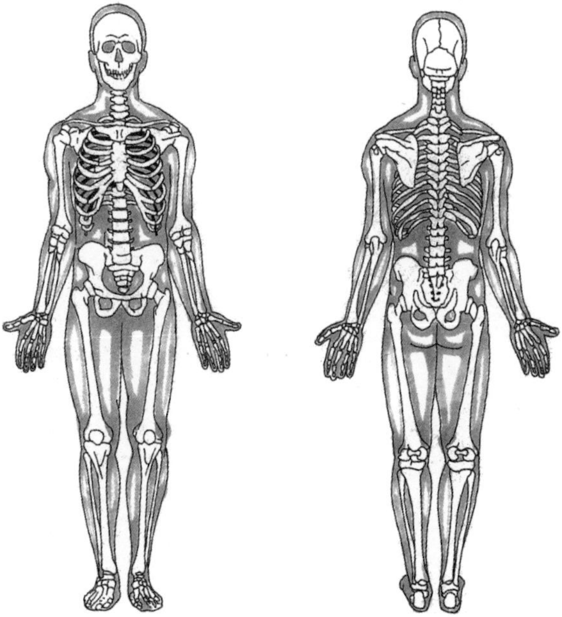

全身骨骼的放鬆、放下。

皮膚與表面肌肉的放鬆

1十趾、腳掌的肌肉完全放鬆、放下，小腿的肌肉、大腿肌肉放鬆、放下。

2臀部肌肉放鬆、放下。

3腰部的肌肉、背部肌肉放鬆、放下。

4腹部肌肉放鬆、放下。

5胸部肌肉放鬆、放下。

6十個指頭、手掌、兩手、兩臂肌肉放鬆、放下。

7兩肩肌肉放鬆、放下。

8頸部肌肉由下而上一節一節地放鬆、放下。

9臉部的肌肉、頭部肌肉全部放鬆、放下。

再由頭部肌肉放鬆、放下↓臉部肌肉↓頸部肌肉↓兩肩↓兩臂↓兩手肌肉放鬆、放下↓手掌↓十指↓胸肌↓腹肌↓背肌↓腰肌↓臀部↓大腿↓小腿↓腳掌↓十趾肌肉完全放鬆、放下。

全身臟腑器官的放鬆

1泌尿器官放鬆、放下。

2小腸、大腸放鬆、放下。

3腎臟放鬆、放下。

4胃、脾、肝、心、肺臟放鬆、放下。

5喉嚨放鬆、放下。

6口腔放鬆、放下。

7鼻腔放鬆、放下。

8中耳、內耳放鬆、放下。

9眼球、眼睛放鬆、放下。

10腦髓放鬆、放下。

再由腦髓放鬆、放下↓眼睛、眼球↓內耳、中耳↓鼻腔↓口腔↓喉嚨↓肺、心、肝、脾、胃、腎放鬆、放下↓大腸、小腸↓泌尿器官完全放鬆、放下。

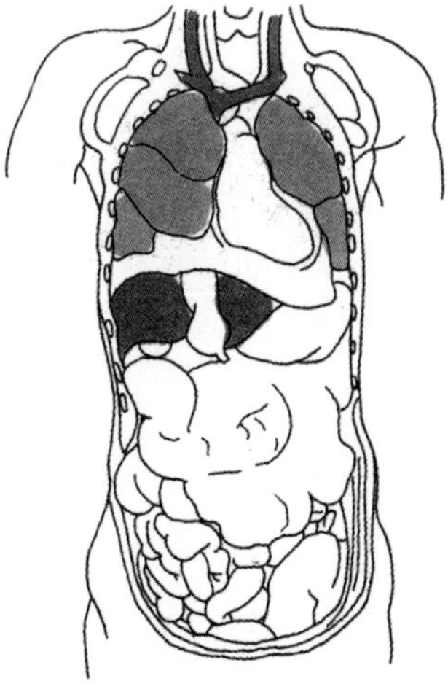

全身臟腑器官的放鬆、放下。

以上是放鬆禪法在妙定功中的練習，如果不熟悉方法，可以參考《養生從放鬆開始》一書，裡面有很詳細的說明，可以幫助大家熟悉放鬆禪法的練習，如此一來，可以更加速妙定功的進步與功效。

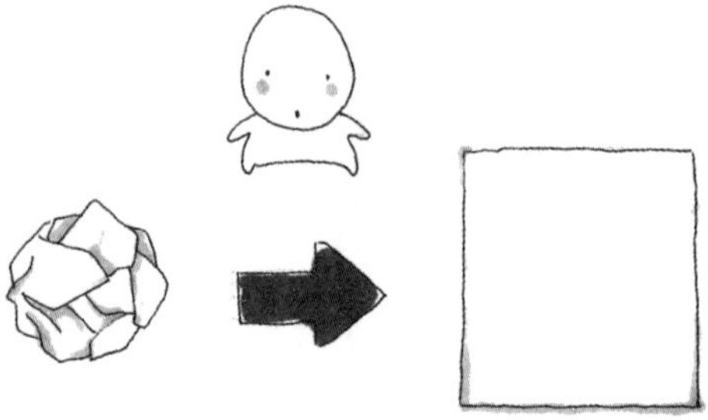

真正的放鬆就像把一張糾結成團的紙攤開撫平。

Tips

放鬆要訣

放鬆的要訣是：由粗到細。也就是觀想的時候，是從身體最粗糙的結構開始，放鬆到最細微的部分。

放鬆禪法在妙定功的練習中，基本上是練習骨骼、肌肉與內臟器官的放鬆、放下，做法步驟是由下而上，再由上而下放鬆、放下的次第順序。

放鬆心要

練習放鬆禪法時，若時間足夠，能從第一個階段練習到最後一個階段，是最好的情形。

但若是時間不夠，或是無法一次完整的觀想，也可以將每一階段單獨練習，直到每一個細微的想像都很清晰，再繼續下一個階段的練習。

此外，我們亦可根據以下「放鬆心要」的導引，來練習放鬆禪法。

在最自在的清淨心中　放下一切
讓一切自然放下
當下，連能放下的也輕輕地　全體放下
放下……放下到沒有了一絲一毫的罣礙
於是寂靜的心讓光明自然的生起
光明成了自心的唯一光景

當下
讓我們全身放鬆，就像柳絮一般的輕柔
像海綿一樣的溫柔
把所有的身心壓力全部放下

放下身體　讓身體像流水般的明淨
放出呼吸　讓呼吸如同清風般的自適
放開心意　讓心靈如同妙蓮般開啟
身、息與心淨裸裸的
像千百億日的光明
如水晶般的明透
宛轉如流虹般的明潤自在無實
心意自然的止息無念了

身體與呼吸也安住在光明無念的心裡
當下，只有最是無念的清明

讓我們的骨骼完全放鬆開來吧！
如同海綿般的輕柔，海綿般的彈力
把壓力從身上全部移開
海綿般的骨骼自然溫柔的彈起
我們清楚的觀照著自身所有骨骼
從頭到腳，一節一節地放鬆
全身像彈簧般有力，像海綿般柔和
所有的壓力已悄然無蹤
將皮膚與表皮肌肉全部放鬆

頭腦、內臟與肌肉也全部放鬆放下了
從頭部、身體到雙足，所有壓力遠離了
就像海綿一樣恢復了彈性，徹底的放鬆
像氣球一般充滿了柔和的空氣
讓全身的血管放鬆
所有的循環系統、內分泌也自然鬆開了
全身的筋絡、神經系統完全通暢鬆柔
充滿了欣喜
呼吸徹底鬆開了，全身充滿了氣機
五臟六腑、所有細胞、毛孔
都自然的盡情呼吸
無比的喜樂，從心中升起

每一個細胞都充滿了微笑
化成了最輕柔的白色雪花
在無雲晴空的陽光下晶瑩的發亮
細胞的雪花融成了清澈的淨水
從頭到腳都化成了清淨的水
當下成了由淨水所化現的人形
無雲晴空的陽光繼續普照著
全身的淨水吸入了無盡的能量
於是歡喜的化成空氣
成了由空氣所化現的人
告別所有的壓力
空氣便昇華成了光明

這光明就像水晶一般的淨透
太陽般的明亮與彩虹般的無實
當下完全成就了光明的身
而全部的宇宙也轉化成無盡的光明

完全的覺悟自然生起
一切的心念自然的消逝
連所有光明的心念也已逝去
於是過去的心、現在的心、未來的心
都已消失
自心只是絕對的無念清淨
絕對的覺悟寂靜
而法界與自身的光明自生自顯

圓滿具足了光明的大覺
從放鬆禪法覺起，所有的光明收入了心輪
只有無念、無依，沒有罣礙
身心一如 康健自在
快樂的覺悟

放下、放空 & 體會放下的感覺

除了放鬆之外，還要再加入「放下」的方法，因為現代人每天都過著「提心吊膽」的生活。事實上，不只是提著心、吊著膽，所有體內的五臟六腑都被提吊著，使身心產生惡性循環，越緊張越提吊，越提吊越緊張，所以健康的第一步，就是要切實地將身心放鬆、放下。

而我們練習妙定功不僅要放鬆、放下，更要進一步體會「放空」，因為唯有放空才能真正的放鬆、放下。放空，是放下心中的執著，沒有執著，就能如實顯現實相的境界。如此一來，所有的障礙、限制都沒有了，我們的身心自然變得輕鬆、柔軟，且非常有力。

附帶一提的是：越是能放鬆、放下、放空，練習妙定功的效果越卓越，在身體上所展現的是——皮膚越來越細緻、光滑、柔嫩。

究竟我們要如何體會「放下」的感覺呢？而且這個「放下」，不只是「感覺」，而是真實的放下了。以下的小小練習將讓你體會到什麼是真正的放下：

1. 首先我們將手臂平舉，平放於桌子或平台，再將手臂的力量完全放上去，然後感受此時骨頭放下的感覺。

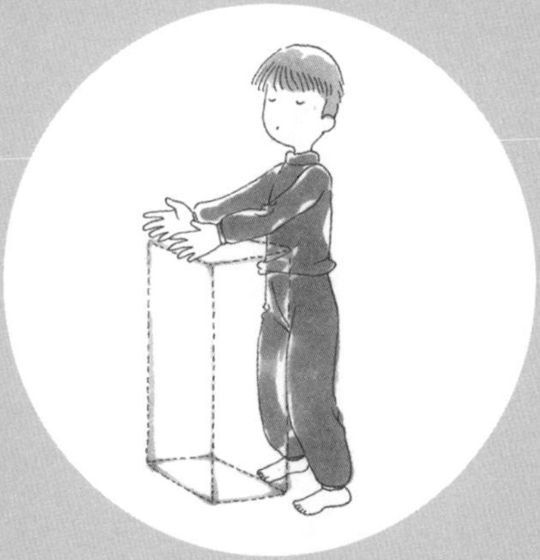

2. 將手臂舉向前，好像在水中浮起，至與肩同高，然後將手的重量完全放下。可以用另一手扶著，如果感覺重重的，就表示手臂有放下；如果輕輕的，再試著將手臂的重量整個放下。

3. 將這種「放下」的感覺深植於記憶中，讓身體的其他部位也練習「放下」。

此外，「放下」不需要每天刻意花時間練習，只要感覺到身心哪個部位不舒服，都可以馬上「放下」。無論靜的時候、動的時候，行、住、坐、臥任何時刻，一旦感到緊張、壓力時，就可以隨時放鬆、放下、放空。

預備課程 | **Lesson_3. 數息**

數息法：數呼吸的方法

「數息法」顧名思義就是數呼吸的方法，常被運用於靜坐的方法上，基本做法是以自然的呼吸，一個呼氣、一個吸氣數一個數字。

鼻中每呼出氣（一息），就默數一個數字，從1、2、3、4、5、6、7、8、一直數到10，然後再回頭從1開始數，如此循序不間斷。

數息時，如果數到中間數目字脫落，或一時忘記數超過十，只要察覺到，馬上從一再重新數起即可。

另外，數息法並不是氣功吐納法，不需要刻意去控制呼吸。人類的呼吸是與生俱來的，除非是進入很高的禪定境界，否則呼吸是不會停止的。

所以，我們在練習數息法時，要體會到：呼吸是一個客觀的自然存在。

就像路上的汽車一般，看著它就可以了，心中安靜的數著，並不是刻意注意呼吸，呼吸才會存在。

當然，數息時呼吸還是會有變化，這是因為心的變化而導致呼吸轉細，不需要去控制它的快慢深淺。

數息時，心中所專注的，只在所數的

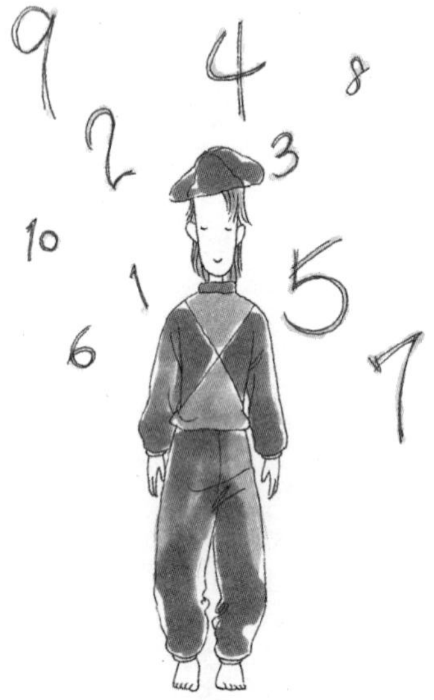

以自然的呼吸來數數字。

Tips

數息時的要點

以下，整理出數息時的幾個要點，以方便讀者練習：

1 一次只用一種方法，若選擇用數出息的方法，就不要同時又數入息，造成反效果。

2 不要控制呼吸，輕鬆自在，平靜安詳，全心全意放在呼吸上，專注地數息。

3 數出息時，隨著鼻中呼出氣息，心中默數一，然後隨著鼻中呼出第二口氣時，心中默數二，如此順序數下去，一直數到十，再重頭數起。十個數字間，不夾雜、不錯落，字字不斷，清楚相續。

4 若是數息中途中斷，或數超過十，就重頭從一再開始數起。

數目字，並非身體上的某一點、鼻端或丹田等，我們只要注意數息的數字，其餘的一概不管。

再強調一次，每次練習之前，一定要將身線調好，再開始每一個式子的練習，而身線、身形調整得越好，練習功法的效果越佳。

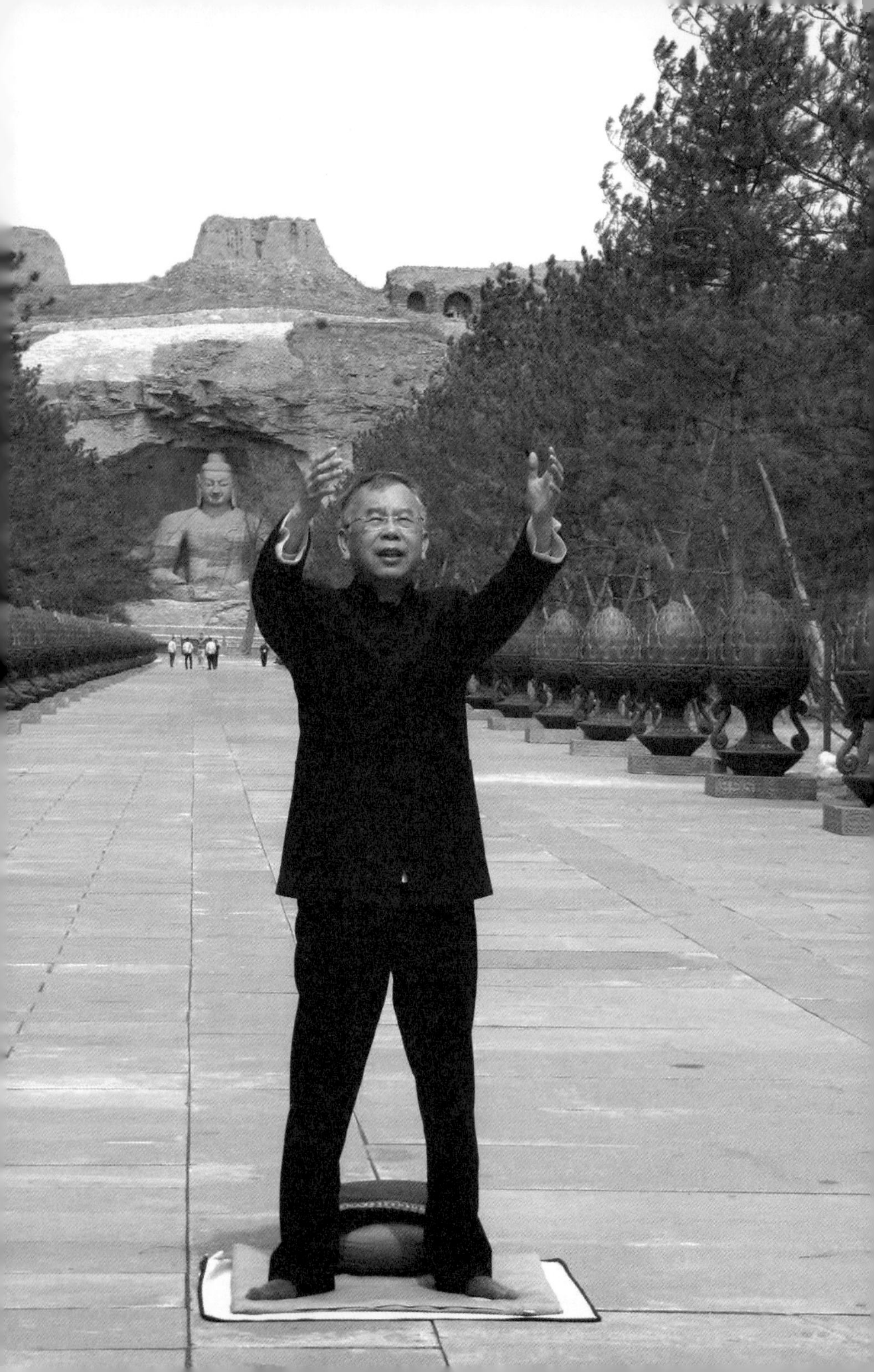

Part_2.
妙定功的功法（妙定十式）

Part_2. 妙定功的功法

（妙定十式）

基本上，妙定功的姿勢，都是以讓身體的骨骼、肌肉回復到正確位置為主要目的，所以每個動作都是以圓滿佛身為標的而發展出來。

又因為一般人的身體常不自覺地碎動，如果要讓身體保持不動，往往全身會變得緊張而僵硬，身上的氣脈反而阻塞不通。

所以，妙定功的練習，能讓身體隨時隨地保持連成一氣，而且在練習過程中，我們會逐漸明白什麼是身體上「斷」和「連」的差別，然後確實達到全身連在一起的境界。

妙定功分為十式，分別是：大圓滿式（起式）、平展式、扶日式、龍定式、迴轉式、跨足式、力士式、獨立式、千輻式、大吉祥式（收式）。妙定十式囊括了身體各個部位的練習，幾乎人體全身姿勢的調整都在這十種基本動作中。

練習時，我們可以選擇自己喜歡的式子或是整套功法做練習。但是要切記，一定要先將身線調整好，再開始功法的練習，而身線、身形調整得越好，練習妙定功法的效果越佳。

除此之外，放鬆更是一個重要的口訣，掌握了這些要點之後，我們就來開始練習妙定十式。

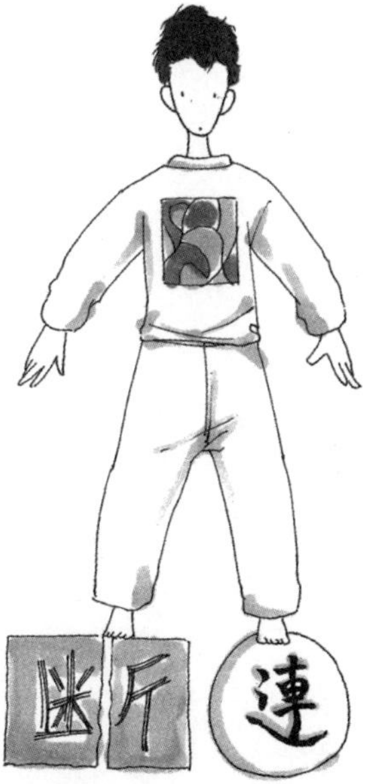

在練妙定功的過程中，明白身體上「斷」和「連」的差別。

第1式｜

大圓滿式
（起式）

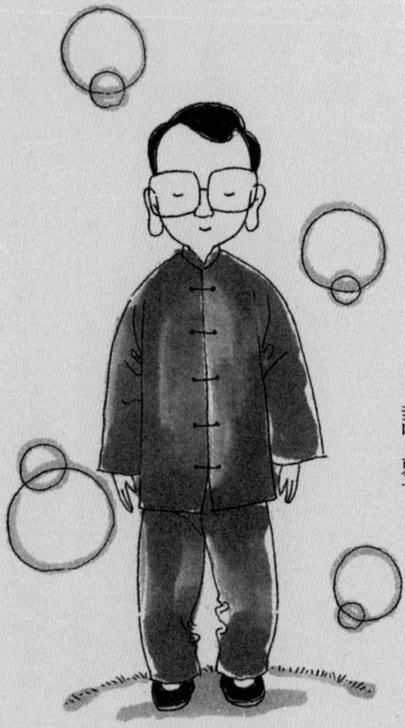

讓身體得到完全的休息，
整個身心精力充沛、蓄勢待發

〈訣要〉

法爾自然體　法爾自然式
最勝妙定式　根本式
通身放下　一切大圓滿
法爾如實　具力大作用
不動即動　偏身通法界
最勝妙定　法界身金剛
心、氣、脈、身、境圓滿
通身明點自具足
法爾圓明具力大威勢
一定法界現成金剛界

從最自然寂靜現空的身體
現起最自然的大圓滿身相姿勢
這是最殊勝的妙定身式
這是一切健康吉祥的根本身式
全體通身放下　這是一切現成的大圓滿
這是究竟如實的境界
具足了廣大的力量與作用
在這當下　身相的不動　即具備了一切的動能
全體遍身通達所有的法界宇宙
是最殊勝的妙定
圓滿成就了法界身的金剛
從心、氣、脈、身到外境　全部圓滿
法爾自然圓明　具足了大威力與大威勢
在這一定式之中
所有的宇宙法界　也現前成就為金剛界

大圓滿式是妙定功中的基本式，所有的動作都建立在這個基礎上。

當我們調整完身線之後，進入大圓滿式，此時身體姿勢已安置在正確的位置。所以，大圓滿式相應在我們的身心上，會產生強大的作用，而身體也會有氣機飽足的現象，如：手指頭、腳趾頭的指端會熱熱脹脹的，四肢感覺很溫暖，頭部會有清涼感，身體氣脈非常通暢舒服。

有上述現象時，我們的身體將會得到完全的休息，甚至會入定，整個身心精力充沛、蓄勢待發。

練習

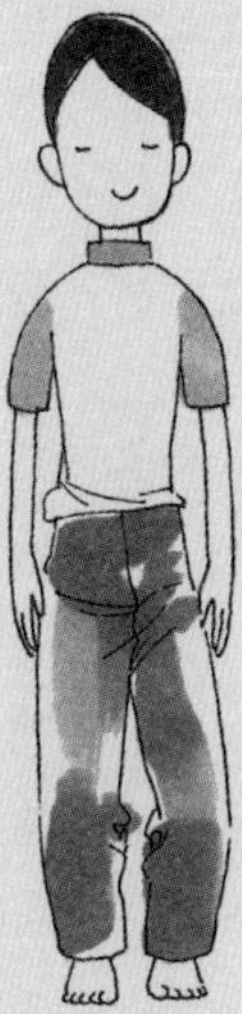

1

(1)保持調整身線後的身形，雙手放鬆下垂，手心朝內，雙腳與肩同寬，膝蓋微曲。

(2)注意身體正面的主要三線（中線、二胸線，「胸線」是指由雙乳拉至腳中趾的線。）要拉出。

(3)保持此姿勢，做前面介紹的全身骨骼、內臟放鬆放下，順序是由下而上，再由上而下，然後開始練習數息（可數息36次，或依個人時間增減），再續練下一式。

(4)如果是單式練習，在結束數息後，就直接進入大吉祥式（收式）。

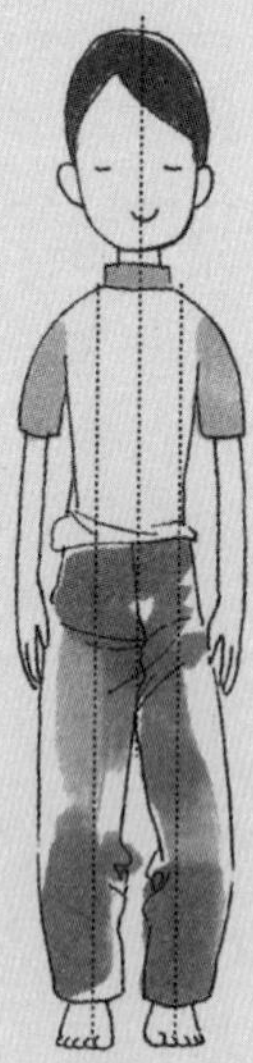

2

〈注意事項〉

- 膝蓋要保持微曲。
- 頭正、收下巴，兩頷放下、放鬆，大椎骨的三角位置也要放鬆、放下。

〈要訣〉

■站立時，可以靠著虛空之牆。（虛空之牆，是一面虛擬的牆壁，想像背部貼靠著牆面，可以幫助我們將身線拉得更好。）

■手線調整得越好，練習效果越佳。

■正面、背面、側面的身線皆要拉出。

■感覺身體與天地連成一線。

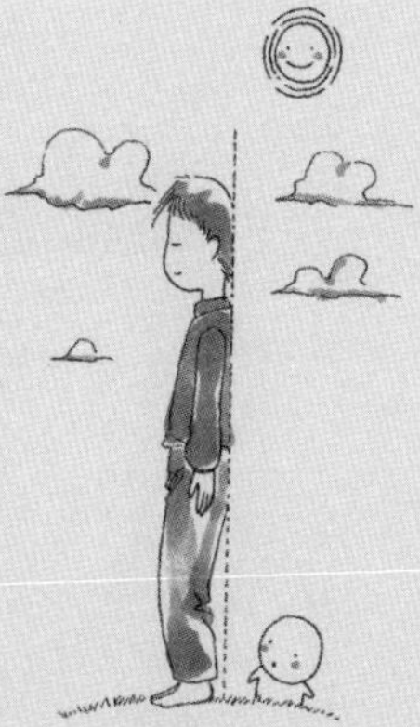

想像倚靠著虛空之牆站立。

〈練習的檢測〉

□氣是否到達了指尖？指尖是否感覺熱熱脹脹的？是否感覺氣有下沉的現象？腳底是否發熱？

□皮膚是否變得更有光澤？

□氣血是否更加順暢？

□身體是否感覺更加輕鬆？

□頭腦的壓力是否減輕？感覺更加清明？

□呼吸是否有變得更微細？更深？更長？

〈延伸練習〉

- 以大圓滿式的姿勢站立，肩膀不動，將肩關節做為支點，兩手臂放鬆地向後方旋轉，順勢讓背部自然成為弓形。保持此姿勢，練習數息，再慢慢回復平常的姿勢。

第 2 式｜

平展式

〈訣要〉

全體鬆放下　鵬飛展明空

身如十字杵　相會自然通

迴轉氣中如　大道身中開

佛身平滿相　密意在此中

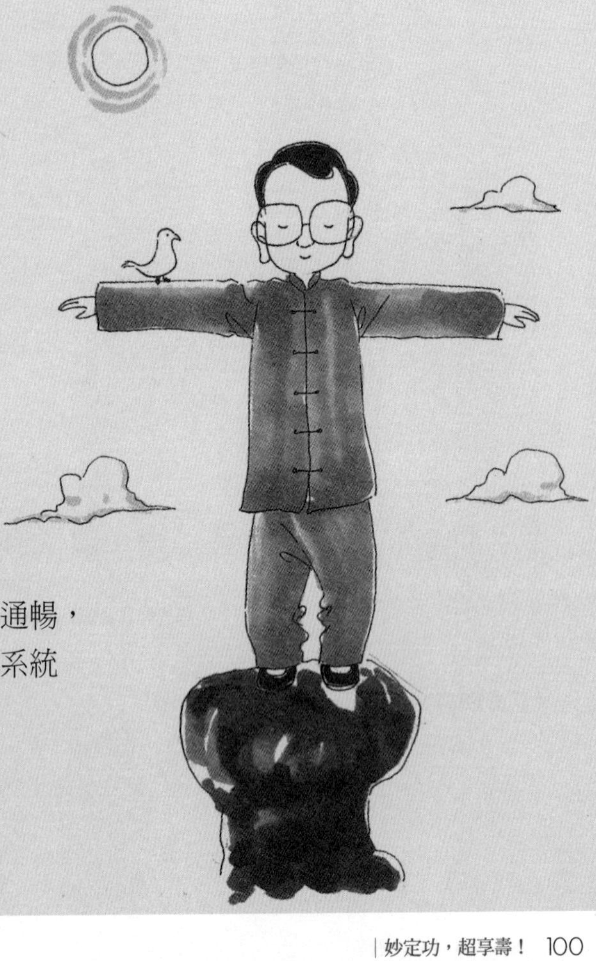

使全身氣脈更為通暢，
強化身體的免疫系統

全體放鬆放下
就如同大鵬飛舞
展開了光明與空性不二的境界
全身宛如十字金剛杵一般
自然站立
手臂與身軀十字交叉
放鬆地相會
身上所有的氣脈自然暢通了
氣息自然迴轉，在身中調和一如
無上的大道也在身中開展而出
自然成就佛身氣足平滿的相好
最深刻的密意就在其中

練習平展式，能將身體的大十字線調整至正確的位置。

身體的「大十字線」，是指中線和手臂中央至中指的手線，而將手線串連起來，能將左、右兩邊的氣脈相通接連，使全身氣脈更為通暢，對強化免疫系統有很好的效果。

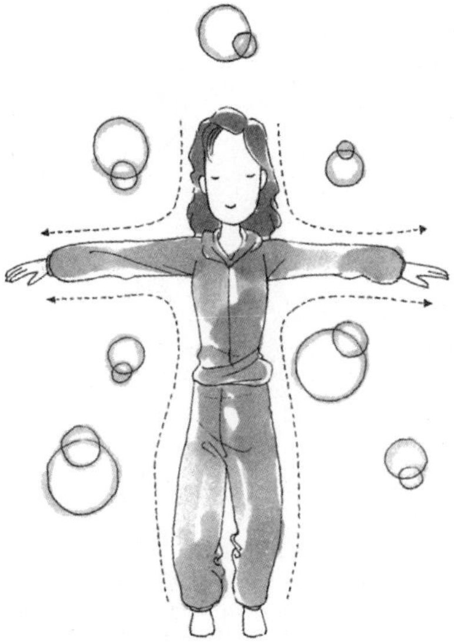

平展式可以連接身體左右氣脈。

練習

(1)保持大圓滿式全身放鬆的身形。

(2)展開雙臂，感覺手臂似從水中浮起，平舉至與肩同高。

(3)保持此姿勢，注意調整出的大十字線（中線與手線垂直），開始全身放鬆、放下的練習，接著練習數息，再續練下一式。

(4)如果是單式練習，在結束數息後，就直接進入大吉祥式（收式）。

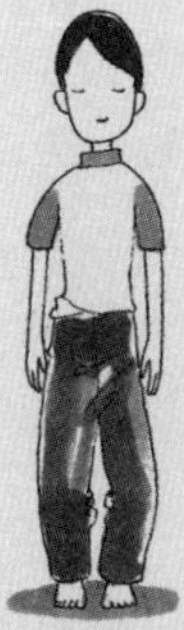
1

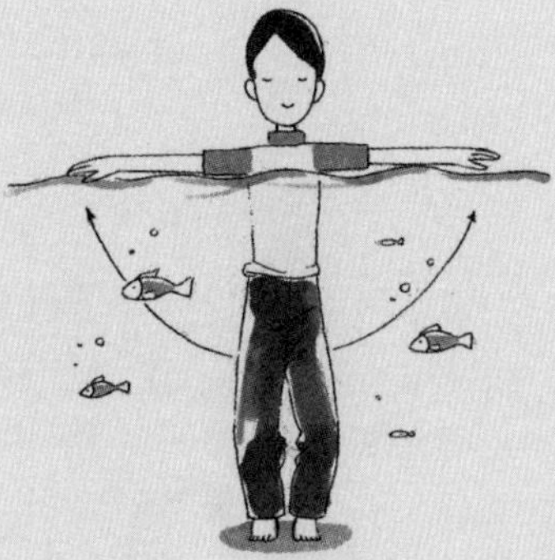
2

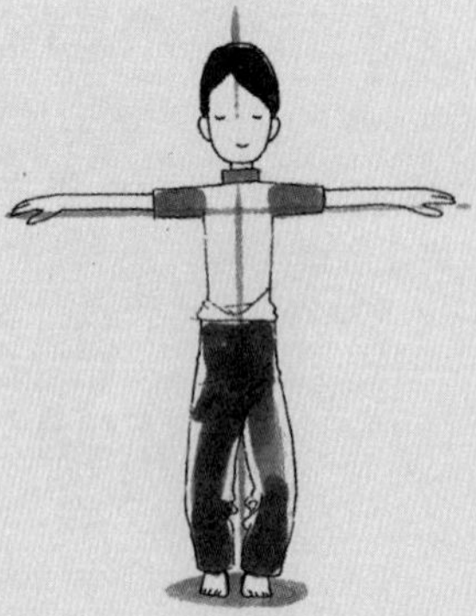
3

〈注意事項〉

- 肩膀勿習慣性抬起、高聳。
- 肩胛骨要放鬆、放下。
- 頭部保持頭正、平平內收的姿勢。

〈要　訣〉

■手要像在水中浮起的感覺。

■身線一定要拉出，特別是拉出手線，感覺兩手中指好像有一條無形的線串連。

〈練習的檢測〉

□雙手手指是否有熱氣、脹、麻、流汗？

□左、右手中指的氣是否有串連在一起，感覺連成一線？動動左手中指，右手中指是否有感覺？

□可用右拳放鬆擊打左手掌，再反之，是否感覺手的力氣比調整前放鬆有力？

□指關節是否變得更加柔軟、有彈性？

□以手指頭敲敲看，是否手指的力量更為強勁？

〈延伸練習〉

・相同姿勢而手心朝前（身體正前方）的練習。

・相同姿勢而手心朝後的練習。

・相同姿勢而手心朝上的練習。

第3式｜扶日式

〈訣要〉

朝陽心中起　雙手隨日昇

光明手中圓　氣密會相通

具力通身脈　五氣還圓滿

心氣脈明點　身圓現佛身

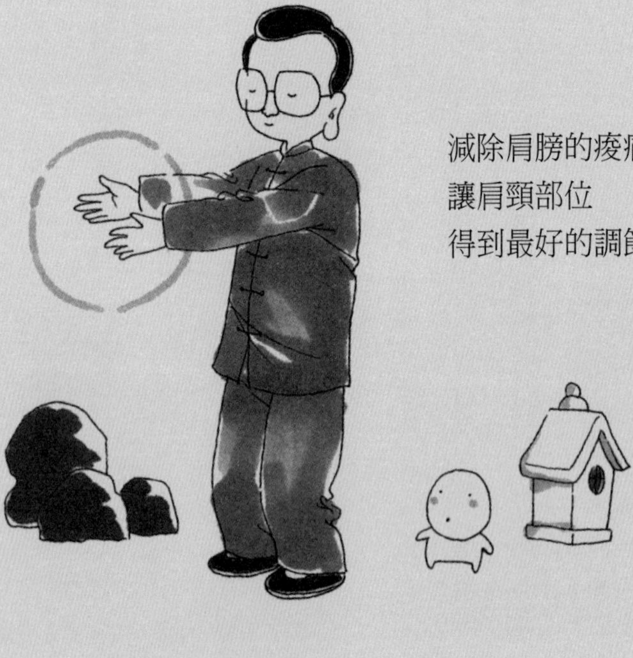

減除肩膀的痠痛，
讓肩頸部位
得到最好的調節

朝陽自心中昇起
雙手扶著太陽緩昇而上
光明的朝陽　在手中圓滿的現起
雙手的氣機　也密密的相互會通
具足大力　通徹全身的氣脈
心、肝、脾、肺、腎等五臟的氣機
也自然還原圓滿
心念、氣息、脈道、明點與身體都圓滿了
自然現起相好具足的佛身

「扶日式」顧名思義，雙手好似扶著太陽一般，所以練習此式能增加和暖感，五臟六腑會感覺很溫暖、舒服，好像全部被按摩過一般。

此外，雙手相向，扶著太陽，兩手的氣會互相貫流，雙手之間似乎有相互感通的效果。練習扶日式，可以減除肩膀的痠痛，讓肩頸部位的骨頭得到最好的調節。

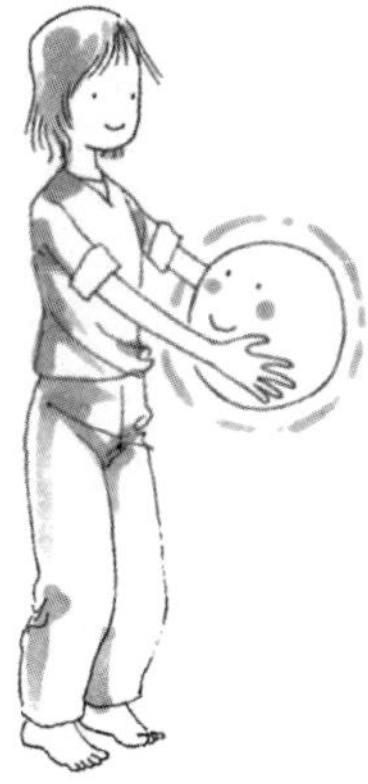

扶日式可以讓五臟六腑感覺很溫暖。

練習

(1)保持大圓滿式全身放鬆的身形。

(2)兩手臂往前平舉，像是在水中扶著從海平面初昇的太陽，緩緩地昇到與肩同高。

(3)保持此姿勢，做全身骨骼、五臟六腑放鬆放下，然後練習數息，手慢慢地放下，回復大圓滿式，準備繼續練下一式。

(4)如果是單式練習，在結束數息後，就直接進入大吉祥式（收式）。

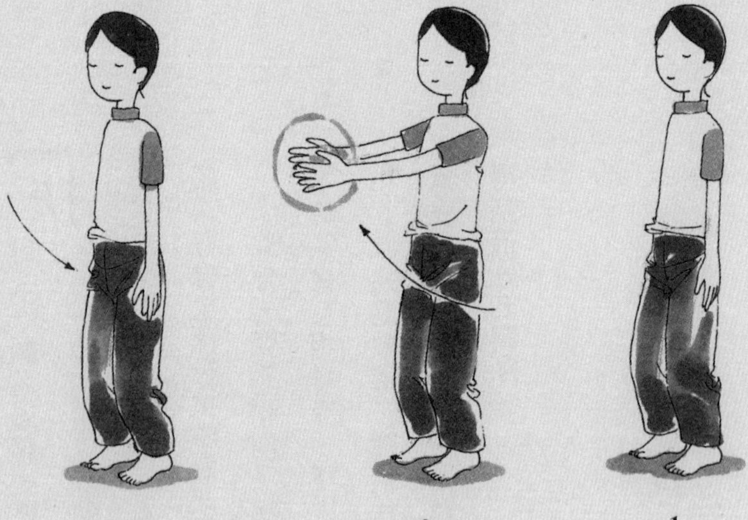

3　　2　　1

〈注意事項〉

・肩膀勿習慣性抬起，要放鬆、放下。

〈要　訣〉

■拉出正確的身線。正面三條與背後的九條線全部拉出，尤其手線要特別調順。

■手臂浮起至與肩同高時，肩膀不要緊張高聳。

■肘關節勿打直，自然放鬆，讓手肘的力量自然落下，就好像有人用手托捧著。

〈練習的檢測〉

□五臟六腑是否有和暖的感覺？

□唾液是否增加？

□練習時是否有打哈欠、流淚的現象？（表示正排除積留於體內的濁氣、毒素。）

〈延伸練習〉

・練習至第2步驟時，雙手繼續扶日向上，舉至頭頂，其餘的步驟不變。

・練習至第2步驟時，雙手向背後扶日，其餘的步驟不變。

第4式｜龍定式

〈訣要〉

放鬆放下空　無生會明空
龍一切時定　空樂妙其中
自在通四方　五臟自豐足
身心全通流　圓滿佛身同

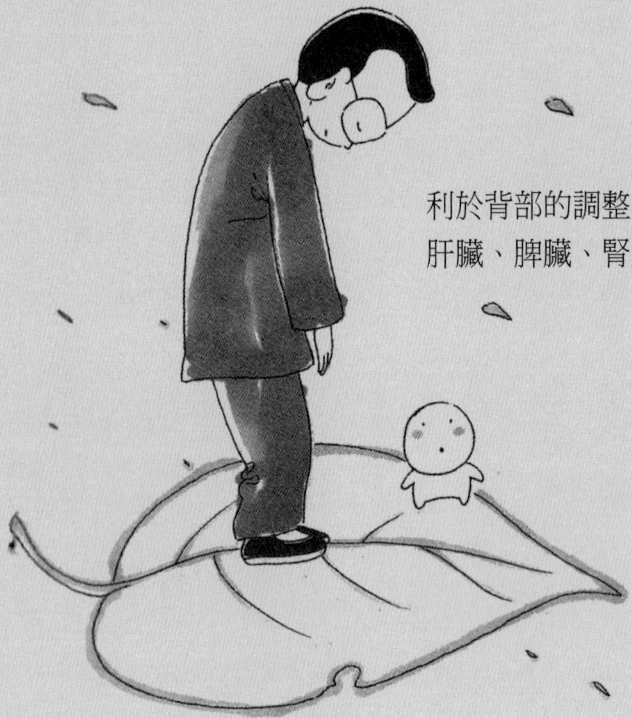

利於背部的調整與
肝臟、脾臟、腎臟等保健

全體放鬆、放下、放空
在完全沒有執著的無生境界裡
與光明空性不二的境界相會
如同大龍一般
在一切時間中都自然安定
沒有執著障礙的空寂喜樂
微妙的在其中生長
身體完全自在安適的通達於四方世界
五臟六腑也氣機充滿的自然豐足
身、心、氣脈全部能宛轉通流無礙
如此
必能成就圓滿的佛身

練習龍定式，可以幫助打通腰部氣脈，強化腰部，讓脊椎骨骼產生很好的連線，使脊椎放鬆、放下，更能保持正直，充滿能量；還能夠調整背部，並且保健肝臟、脾臟、腎臟。

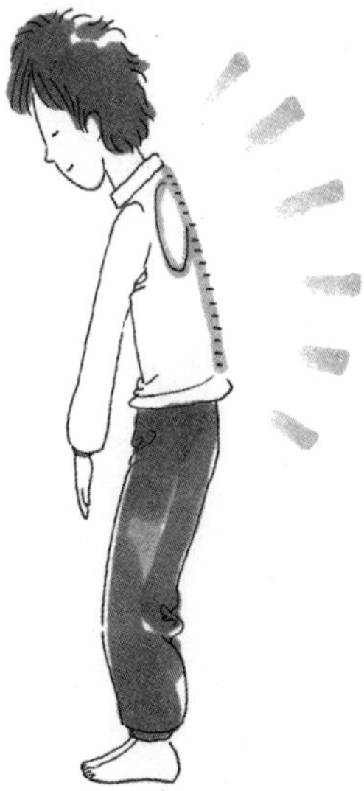
龍定式能使脊椎骨骼產生最好的連線。

練　習

(1)保持大圓滿式全身放鬆的身形。

(2)以胯骨為軸心，上半身向前傾斜15度或30度，脊椎保持正直而放鬆，雙手自然垂下。

(3)保持此姿勢，做全身骨骼、肌肉、五臟六腑放鬆放下，然後練習數息，上半身慢慢回復大圓滿式的姿勢，準備繼續練下一式。

(4)如果是單式練習，在結束數息後，就直接進入大吉祥式（收式）。

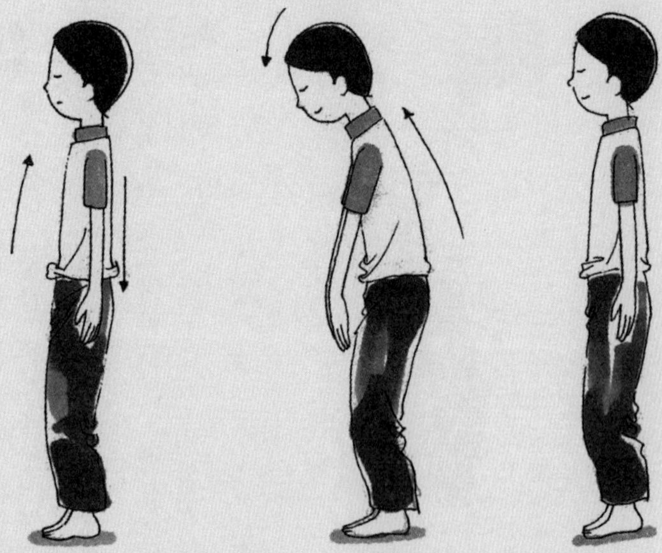

3　　2　　1

〈要　訣〉

■調脊椎的線。脊椎放鬆，自然直豎。

■下巴記得往內縮，頸椎、背脊的線要拉好，不要失去身線。

■胯骨保持是平正的。

〈練習的檢測〉

□手的力氣是否增強？手指頭的氣是否充足？是否有流汗的現象？

□腰部是否放鬆？

□臀部肌肉是否更加柔軟？

□全身肌肉是否更加放鬆？

□氣是否進入臟腑？五臟六腑是否感覺很舒服？

□腳掌是否有流汗？體內的不良物質及毒素是否排出？

□是否有排氣的現象產生？

〈延伸練習〉

・同樣的姿勢，脊椎向後傾斜15度或30度的練習。

・同樣的姿勢，脊椎向右傾斜15度或30度的練習。

・同樣的姿勢，脊椎向左傾斜15度或30度的練習。

第 5 式｜

迴轉式

〈訣要〉

具力至柔迴身功　象王迴身落花紅
心氣明點恆充實　脈柔身空喜如意
自在揉脊金剛鍊　至勝成圓妙氣身
能通法界最有力　轉身自在佛勝身

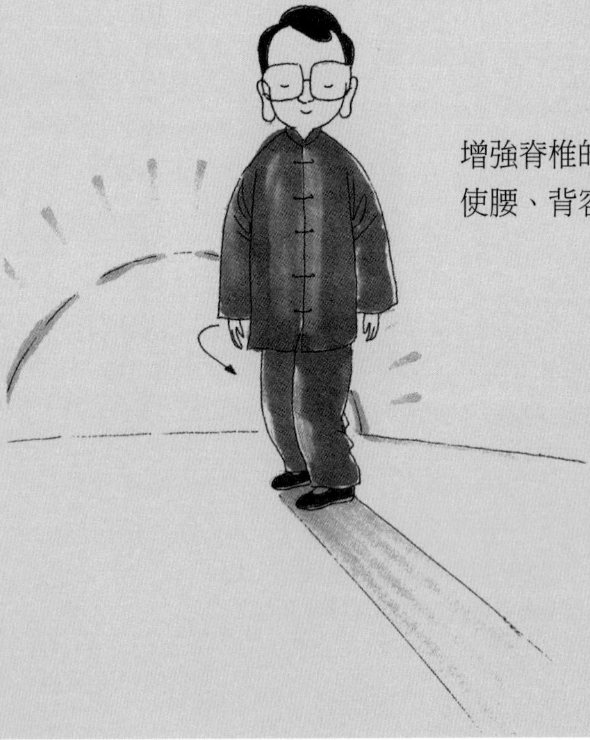

增強脊椎的力量，
使腰、背容易放鬆

具足力量能夠自在迴轉的至柔迴身功法
就如同象王有力的迴身
看見大地繽紛落花紅
心、氣與明點恆常充實有力
脈柔、身空，歡喜如意
自在地輕揉脊柱
宛如光明的金剛鍊
成就了最殊勝圓滿妙氣之身
能通達法界最有力
轉身自在
成就殊勝的圓滿佛身

練習迴轉式，能夠增強脊椎的力量，特別是在練習之後，腰、背會感覺到更為放鬆有力。

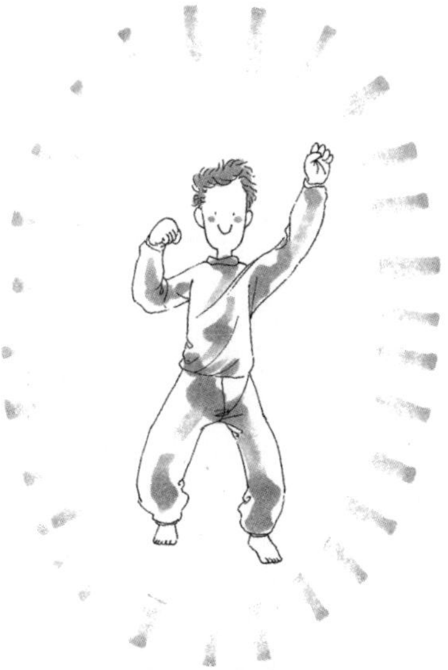

迴轉式讓腰背變得放鬆有力，
元氣滿滿，蓄勢待發。

練　習

(1)保持大圓滿式全身放鬆的身形。

(2)以胯骨為支點，脊椎為軸心，上半身宛如轉盤一般，身體放鬆地向右旋轉45度。

(3)練習全身骨骼、內臟放鬆放下，數息，身體慢慢的回正。

(4)然後身體放鬆地向左旋轉45度，練習全身的放鬆放下，

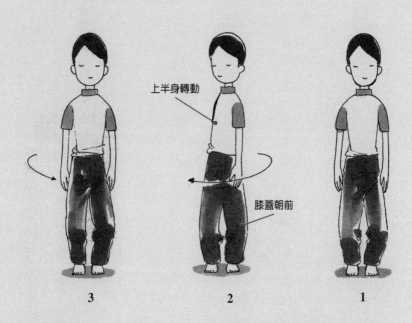

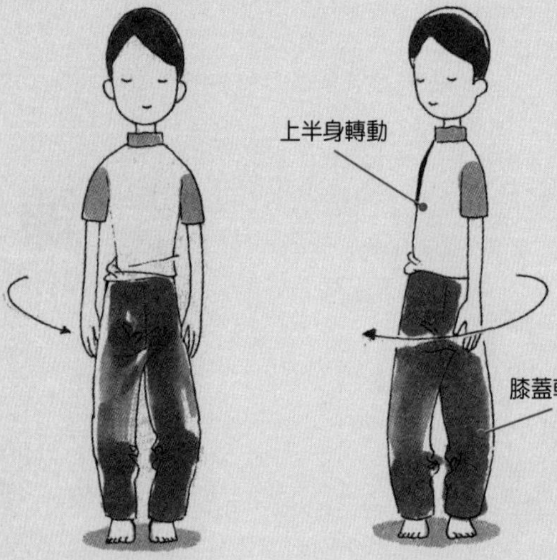

3　　2　　1

〈注意事項〉

- 頭與上半身保持正直。
- 全身放鬆的練習，盡可能不要勉強轉到極致，免得有抽筋現象產生，動作以自然放鬆為主。

數息，再回復大圓滿式的姿勢，準備繼續練下一式。

(5)如果是單式練習，結束數息後，直接進入大吉祥式（收式）。

〈要　訣〉

■下半身不動，只有上半身迴轉。

■上半身保持中線正直，沒有歪斜。

〈練習的檢測〉

□肩胛骨是否有鬆開的感覺？

□肩膀、背部、腰部是否感覺更為放鬆？

〈延伸練習〉

・同樣的方法，身體旋轉90度與115度（勿勉強，以自然放鬆為原則）。

第6式｜跨足式

〈訣要〉

橫跨法界　力充陰陽
氣順如意　脈通圓滿
全體放下　貫串法界
金剛身具　相好圓密

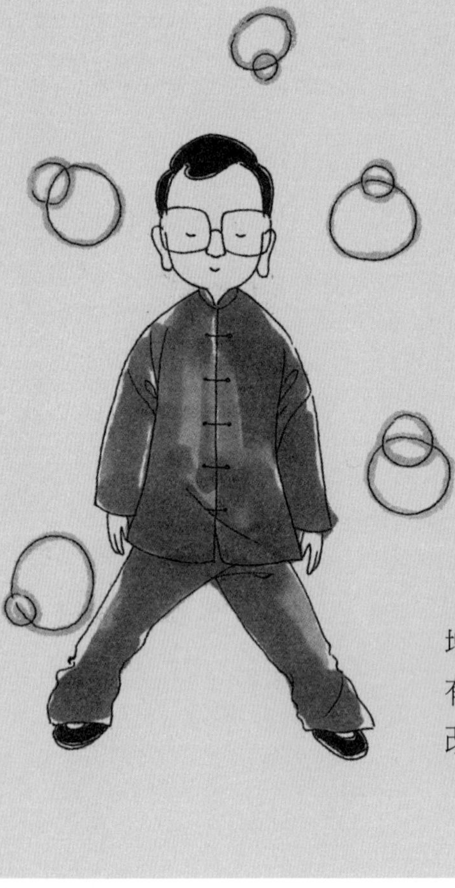

增強生殖、排泄系統的功能，
有助氣血通暢，
改善婦女病等問題

雙腳橫跨法界宇宙
力量充滿分為陰陽的雙足
氣息順暢如意
脈胳通達圓滿
全體全身放下
貫串了整個法界宇宙
具足了金剛之身
一切相好也在密境中圓滿

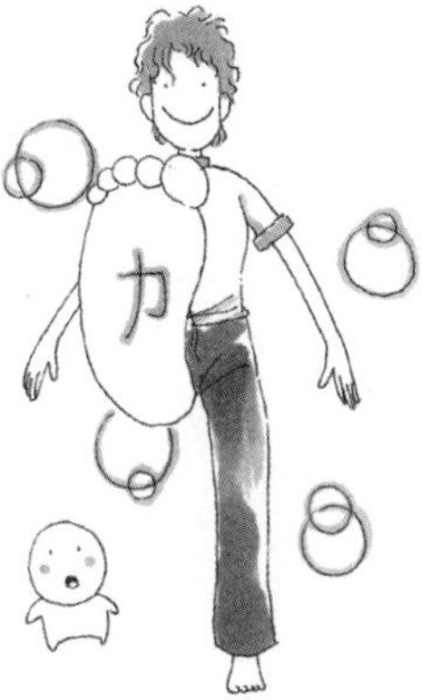

跨足式可以讓雙腳
變得強健有力。

練習跨足式，能夠強化腰部、胯骨、會陰、兩足等部位，尤其能增強生殖系統、排泄系統的功能。

這是一個非常簡單的動作，卻能帶來很大的功效，尤其對於很少有機會走路的現代人而言，練習此式可以促進全身氣血通暢，並讓我們無力的雙腳變得更為強健有力。

若會陰有跳動或是呼吸現象的產生，請別訝異，這都是練習此式可能產生的現象，若無此現象也沒有關係。

另外，由於此式有助於三陰交部位的氣血通暢，對於排泄功能、婦女病等問題也都能有所改善。

練　習

(1)保持大圓滿式全身放鬆的身形。

(2)雙腿自然張開，橫跨站立，上半身坐在腿上，膝蓋保持微彎，兩手垂下，拉出身體中線。

(3)保持此姿勢，練習全身骨骼、五臟六腑的放鬆放下，數息，再回復大圓滿式，準備繼續練下一式。

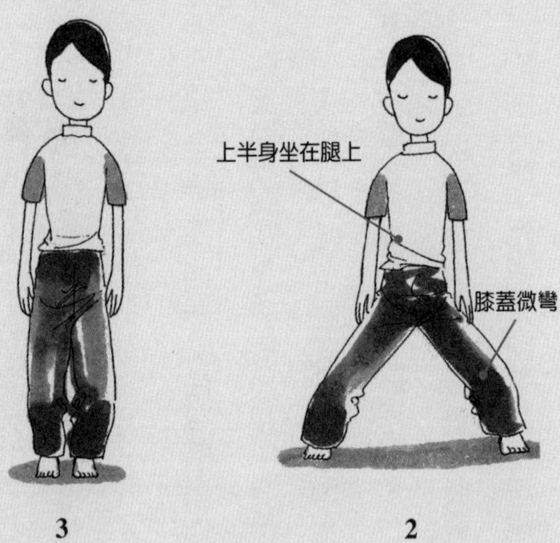

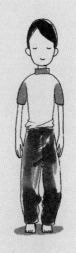

〈注意事項〉

- 頭部、身體的中軸線不要跑掉了。
- 上半身要坐在雙腿上。

(4)如果是單式練習，結束數息後，直接進入大吉祥式（收式）。

〈要　訣〉

■大腿內側與恥骨接觸的位置稍微放鬆內縮。

〈練習的檢測〉

□腳掌是否有流汗、發熱、發麻的現象產生？

□腿部是否更為有力？

□會陰是否有跳動、呼吸的現象？

〈延伸練習〉

・可加大橫跨的角度，但不要勉強，以自然放鬆為原則。

第7式｜力士式

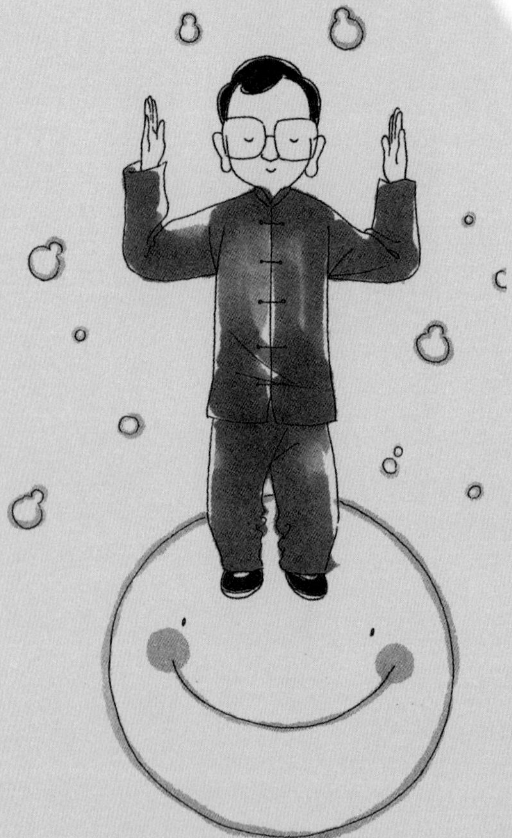

〈訣要〉

力士金剛王　具力不用力
自然氣充足　妙身指俱伸
手足指金剛　外柔內威德
心氣脈圓滿　現成佛妙身

穿透全身氣脈的深層處，
使腦部細胞得到充分滋養，
頭部放鬆清明

如同力士金剛王一般
具足了大力卻完全不必用力
放鬆氣機自然充足
妙身之手指與足趾完全的伸展
正如同金剛手足一般
外相柔軟，內具威德
心、氣、脈圓滿
現前成就圓佛陀妙身相好

練習力士式，有助益於上行氣息的打通，氣會竄流到四肢末梢，能夠穿透全身氣脈的深層處。不僅如此，還可使我們的腦細胞得到充分滋養，讓頭部更為放鬆，是一種讓氣延伸極致的好方法。

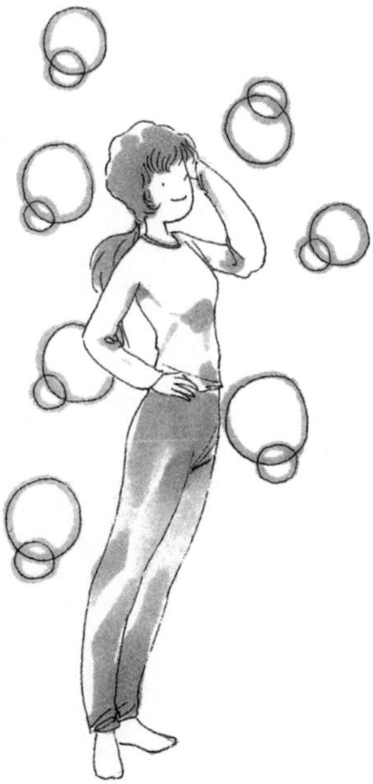
力士式讓腦細胞獲得充分的滋養。

練習

(1)保持大圓滿式全身放鬆的身形。

(2)兩手臂像在水中，由兩側慢慢浮起，平舉至與肩同高。

(3)下手臂自然翻轉向上，與上手臂約成90度直角，手心朝內，同時腳趾頭往上提。

(4)保持此姿勢，練習全身骨骼、五臟六腑放鬆放下，數息，再將下手臂攤平，同時放下腳趾頭，然後兩手慢慢地放下，回復大圓滿式的姿勢，繼續練習下一式。

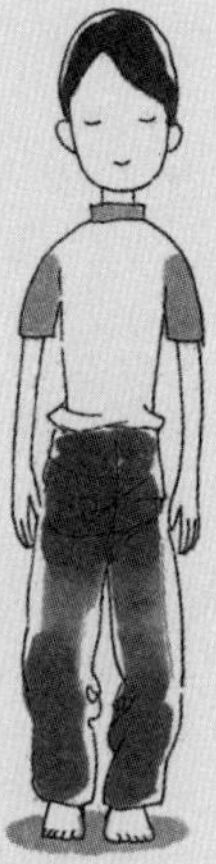

1

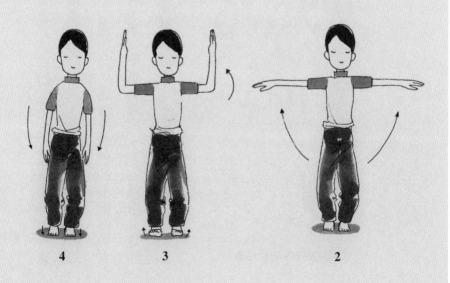

2

3

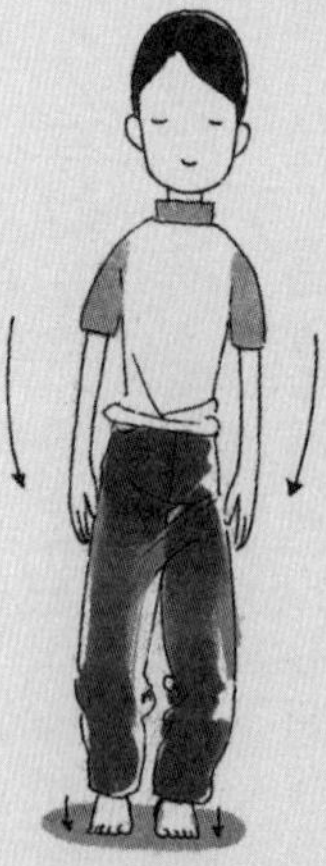

4

(5)如果是單式練習，結束數息後，直接進入大吉祥式（收式）。

〈要　訣〉

■靠著虛空之牆站立。

■下手臂向上曲時，記得不要失去手線。

■手指與腳趾保持放鬆。

〈練習的檢測〉

□頭腦是否變得更為清明？

□手指、腳趾是否有脹、麻、熱等現象？

□全身是否更為有力，如同金剛力士一般？

〈延伸練習〉

- 進行到第3步驟時，手心可朝向身體外側，再繼續放鬆、放下與數息的練習。
- 進行到第3步驟時，手心可朝向身體前方，再繼續放鬆、放下與數息的練習。
- 進行到第3步驟時，手心可朝向身體後方，再繼續放鬆、放下與數息的練習。

第 8 式｜
獨立式

〈訣要〉

全體齊放下　獨立安一足

身似楊柳柔　胯如蓮花開

水中一足浮　至鬆不用力

身肢眾脈開　相好自然來

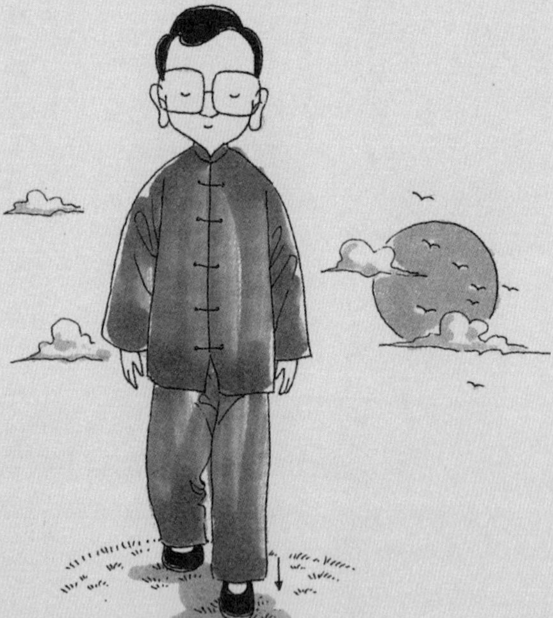

促進腳部的氣脈通達，

使全身氣脈更通暢，加強身體左右兩邊的平衡感

全體通身齊放下
獨立地安坐在一足之上
身體宛似楊柳般柔軟
腰胯正如同蓮花般開放
讓身體自然安坐
另一足宛如浮於水中一般
完全放鬆　毫不用力地輕點著大地
身體四肢的眾脈完全打開了
自然成就佛陀的相好

練習獨立式，能夠促進腳部的氣脈通達，甚至全身氣脈都會更為通暢，並且加強身體左右兩邊的平衡感。

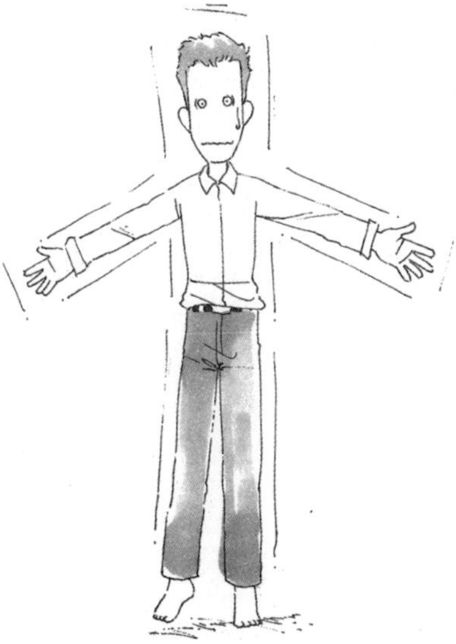

獨立式可以加強身體的平衡感。

練　習

(1)保持大圓滿式全身放鬆的身形。

(2)全身重量放在左腳，重心在中央，保持身體的中線不失，整隻右腳朝前抬起15度，腳尖輕輕點地，完全不用力。

(3)保持此姿勢，練習全身的放鬆放下，數息，然後右腳慢慢放下、回正。

(4)再將全身的重量放在右腳，重心保持在中央，整隻左腳朝前抬起15度，腳尖輕輕點地。

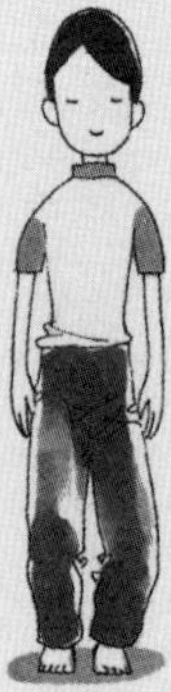

1

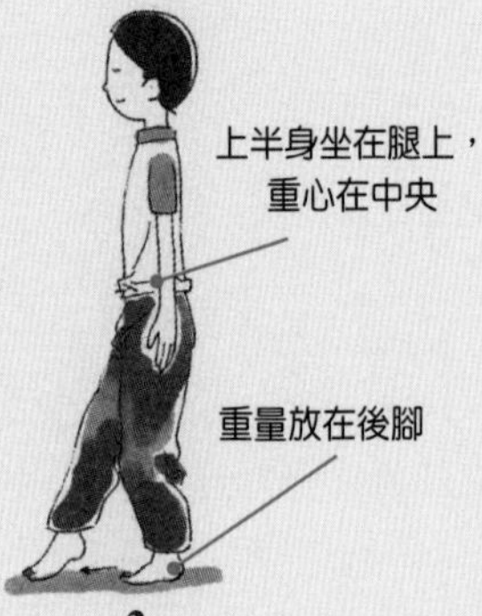

2

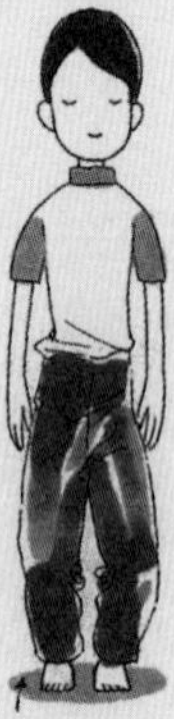

3

〈注意事項〉

- 上半身的身線不要失去了。
- 上半身要坐在腿上。

(5)保持此姿勢，做全身骨骼、五臟六腑放鬆放下，數息，再把左腳慢慢地放下，回復大圓滿式的姿勢，繼續練習下一式。

(6)如果是單式練習，結束數息後，直接進入大吉祥式（收式）。

〈要　訣〉

■抬起腳時，不必用力，感覺像有人托捧著，或是放在小板凳上。儘管腳是做抬起動作，卻同時是放下的感覺。

■腳抬起時不要失去腿線。

〈練習的檢測〉

□身體氣脈是否更加平衡？

□氣是否竄流至指端？是否有流汗、發麻、發脹的現象？

□腳的力氣是否更為增強？

〈延伸練習〉

- 同樣的方法，增加抬起的腳趾頭朝上方的練習。
- 以左腳為重心，抬起右腳（如跑步時的抬腿姿勢，或上樓時腳踏階梯的感覺），數息後換腳練習。

第 9 式｜
千輻式

〈訣要〉

兩足氣會通　身心脈一同
足掌自平滿　千輻輪相中
落地能生根　具力金剛足
通達身法界　圓證佛妙身

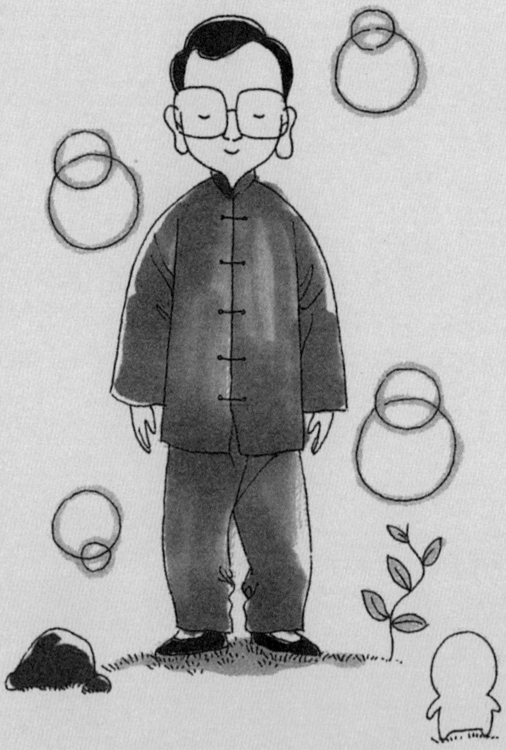

柔軟骨骼，串連全身，矯正腿形，氣沉雙足，
達到與天地融合一體的境地

兩足的氣機相互會通
身、心、脈都貫穿一同
足掌自然平滿
就如同成就佛陀足底千輻輪相好一般
雙足落地自然生根
成為具足大力的金剛足
通達身法界
圓證佛陀妙身

練習千輻式，可以幫助骨骼柔軟，進而昇華為圓滿的形式，讓全身串連在一起。如果是O型腿，亦能矯正腿形。

此外，此式會讓我們的雙足更加柔軟，氣沉雙足，甚至與整個大地結合在一起，進而達到與天地融合一體的境地。

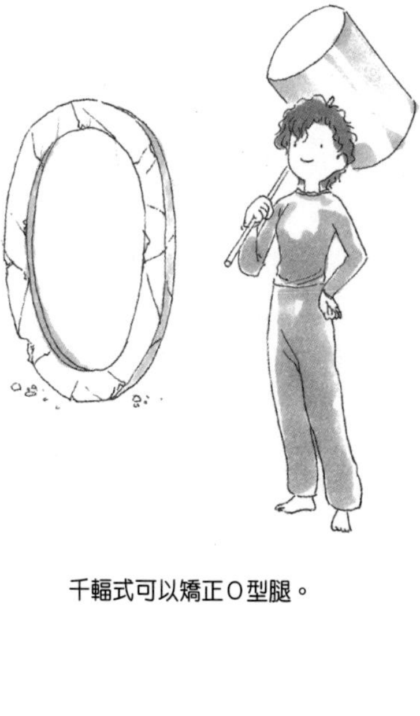

千輻式可以矯正O型腿。

練習

(1)保持大圓滿式全身放鬆的身形。

(2)雙腳併攏，膝蓋微彎，雙手放鬆下垂並黏住身體。

(3)腳掌向外展開15度（將腳跟固定，腳尖展開15度，呈現扇形）。

(4)保持此姿勢，練習全身的放鬆放下，數息，然後回復大圓滿式的姿勢，繼

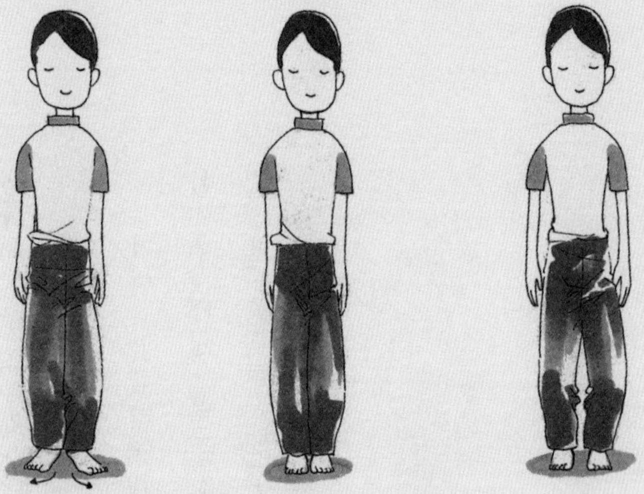

3　　2　　1

〈注意事項〉

- 全身放鬆放下，膝蓋微彎，雙腳併攏黏住。
- 雙手放鬆的垂貼著身體。

續練習下一式。

(5)如果是單式練習，結束數息後，直接進入大吉祥式（收式）。

〈要　訣〉

■站立的身形、身線要調整好。

■腳掌要放鬆、放下，似乎與大地連結在一起。

〈練習的檢測〉

□身體是否更加放鬆？肌肉變得更為柔軟？骨骼更為鬆柔有力？

□全身是否連結在一起？

□是否氣互相串連、交融？

□身線是否保持平直柔軟？

□身心是否更為安定？

〈延伸練習〉

- 腳掌向外展開30度的練習。
- 腳掌向外展開45度的練習。
- 腳掌向外展開60度的練習。

第10式｜大吉祥式

（收式）

〈訣要〉

迴收大休息　心氣入於密
身障自然伏　脈柔身平和
力氣自充足　心念歸安寂
身心本一如　吉祥現佛身

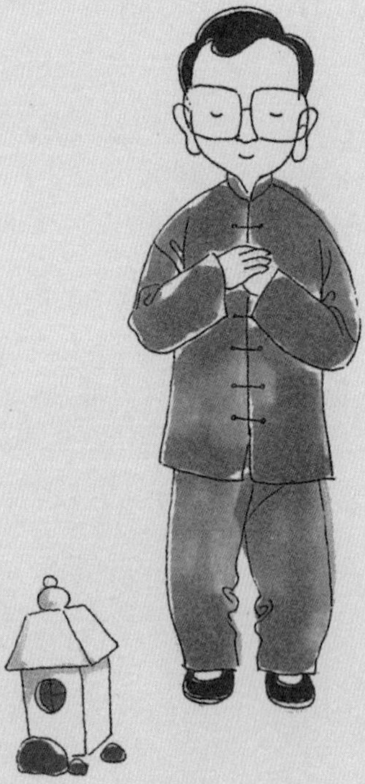

心氣入於寂密安然的境界，
脈柔軟，身平和，氣自充足

一切迴收自身大休息
心、氣都入於最寂密安然的境界
身體的障礙自然降伏了
脈柔軟、身平和
力氣自然充足
心念歸於安寂
身、心本然一如無別
在吉祥中現起了圓滿佛身

當我們結束功法時，即進入收式——大吉祥式。本式重點是將所有的氣回歸於氣海（丹田），更極至的方式是將氣化入中脈，甚至化入「空」中。在每次的練習中，我們的能量會越來越飽足，越來越增加。

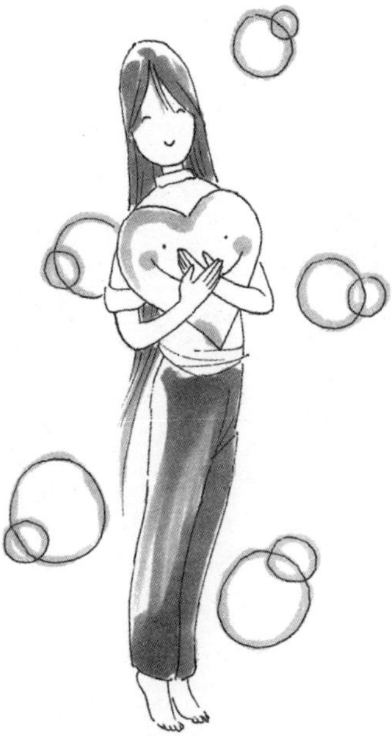

大吉祥式將氣都回歸丹田，
能量會越來越飽足。

練習

(1)保持大圓滿式的身形。

(2)雙手像在水中一樣慢慢浮起，觀想左手正握著月亮，右手握著太陽。

(3)右手為日在上，左手為月在下，將雙手手掌平貼於胸前心輪的位置。

(4)從上胸輕撫，順氣至腹部丹田的位置。如此順氣六遍。

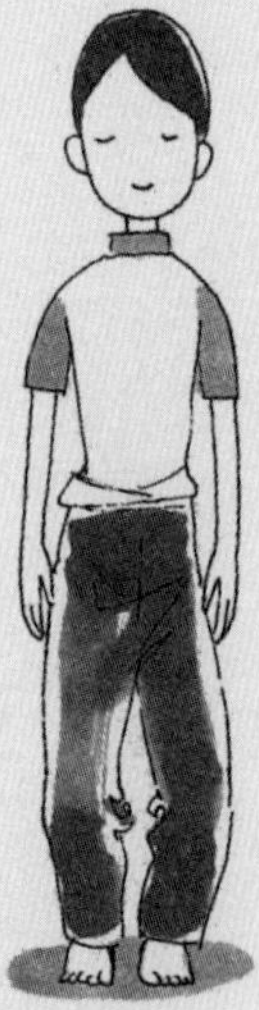

1

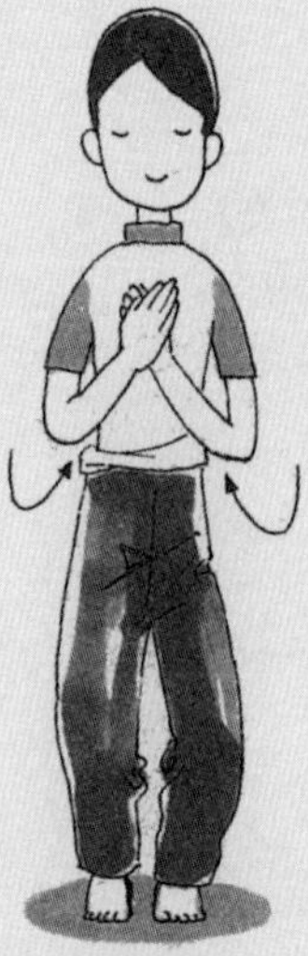

2

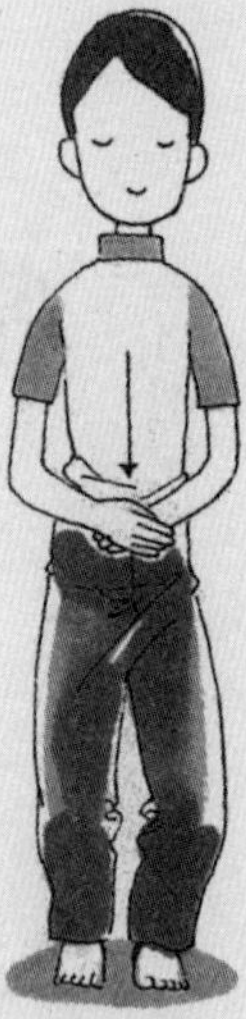

3

〈注意事項〉

・保持大圓滿式來順身體的中軸線。

〈要　訣〉

■撫氣時想像兩手化空，以「空手」來順氣。

〈練習的檢測〉

□全身的氣是否很飽足、順暢？

□心念是否變得更微細？是否自然地安住在無念的境界中？

□身心是否感覺光明？

〈延伸練習〉

- 雙手沿著胸線往下撫至腳掌。
- 雙手如鳥翼，置於腋窩下，大拇指朝前，以虎口由腋下輕撫至腿部。

Column

剛練習完功法，可能產生的現象

1. 想睡覺

有些人在練習妙定功後，會很想睡覺；有些人卻覺得精力充沛，體內全新的能量正源源不絕地湧出來，這些全都是身體調整的過程。如果想睡覺的，就多休息；精力充沛則要保任，不要做無謂的耗費，或是說太多話。

2. 身體開始放鬆了

如果練習之後，發現自己某些部位很緊張或痠痛，請不要沮喪，恭喜你終於發現自己長期壓力緊張的情形，而且更令人高興的是，這是緊張的肩膀開始放鬆的現象。請記得盡量保持大圓滿式的身形，妙定功會幫我們將身體、呼吸、心靈調適到一個正確的位置，很自然地開始進行身體的環保運動。

3. 開始排毒

練習妙定功之後，將我們習慣性的「錯誤」姿勢，漸漸調整為正確的姿勢，而且很多舊疾會因此「復健」。這「復健」是指舊疾在身上所殘留的「毒素」，會因為妙定功的調整，從沉積的狀態，轉為從身體的深層上浮到表面，散除，進而恢復健康。

由於妙定功的調整很深層，能夠促進血液和淋巴的循環，當體內的氣開始流竄全身時，累積在組織裡的有毒物質，從運動代謝的副產品，到各種來自環境、食物、藥物等的殘留毒素，也都會隨之釋放出來。我們的身體隨著練習，開始自我清淨、進行體內環保，漸漸達到新的平衡。

此外，當體內的毒素排出後，身心會開始朝更為健康的目標前進，此時若將骨頭觀空，則會有氣入骨髓的現象產生，身心將會展開更新的旅程。

在排毒的過程中，請多補充水分，如此一來，可以讓體內新陳代謝的情況更好。

Tips

喝水的小秘密

喝水時，先將頭部調整好，大椎骨放下，肩胛骨放下，下巴平平內收，再含一大口水，分小口慢慢吞下。吞下時，想像身體的幾何中心有一條虛擬的空管，讓水沿著這個管道順流而下。

如果身體上有不舒服的部位，水亦可流向患部，如此有清淨疏通的作用。

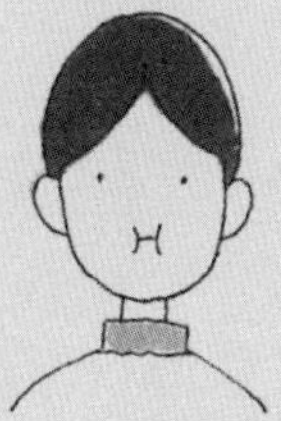

1. 喝一大口水含在口中。

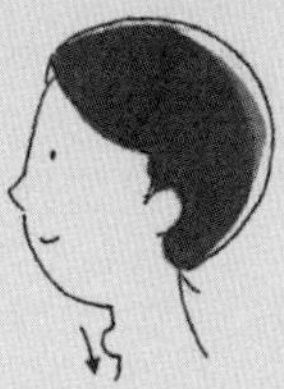

2. 從喉嚨正中央吞下去。

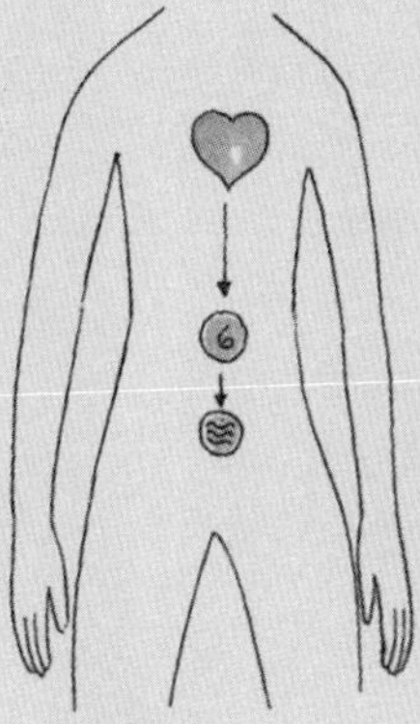

3. 吞至心輪、臍輪、海底輪。

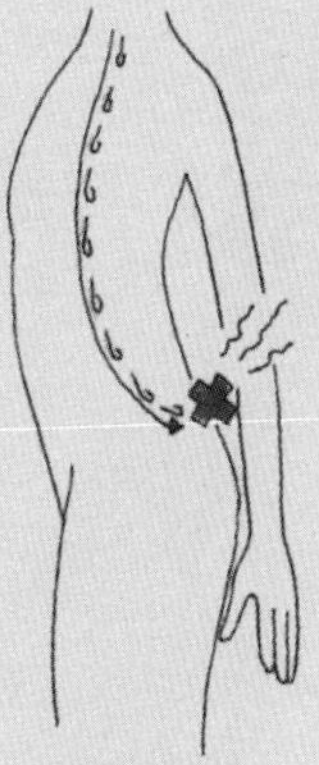

4. 有不舒服的部位，想像將水流到患部。

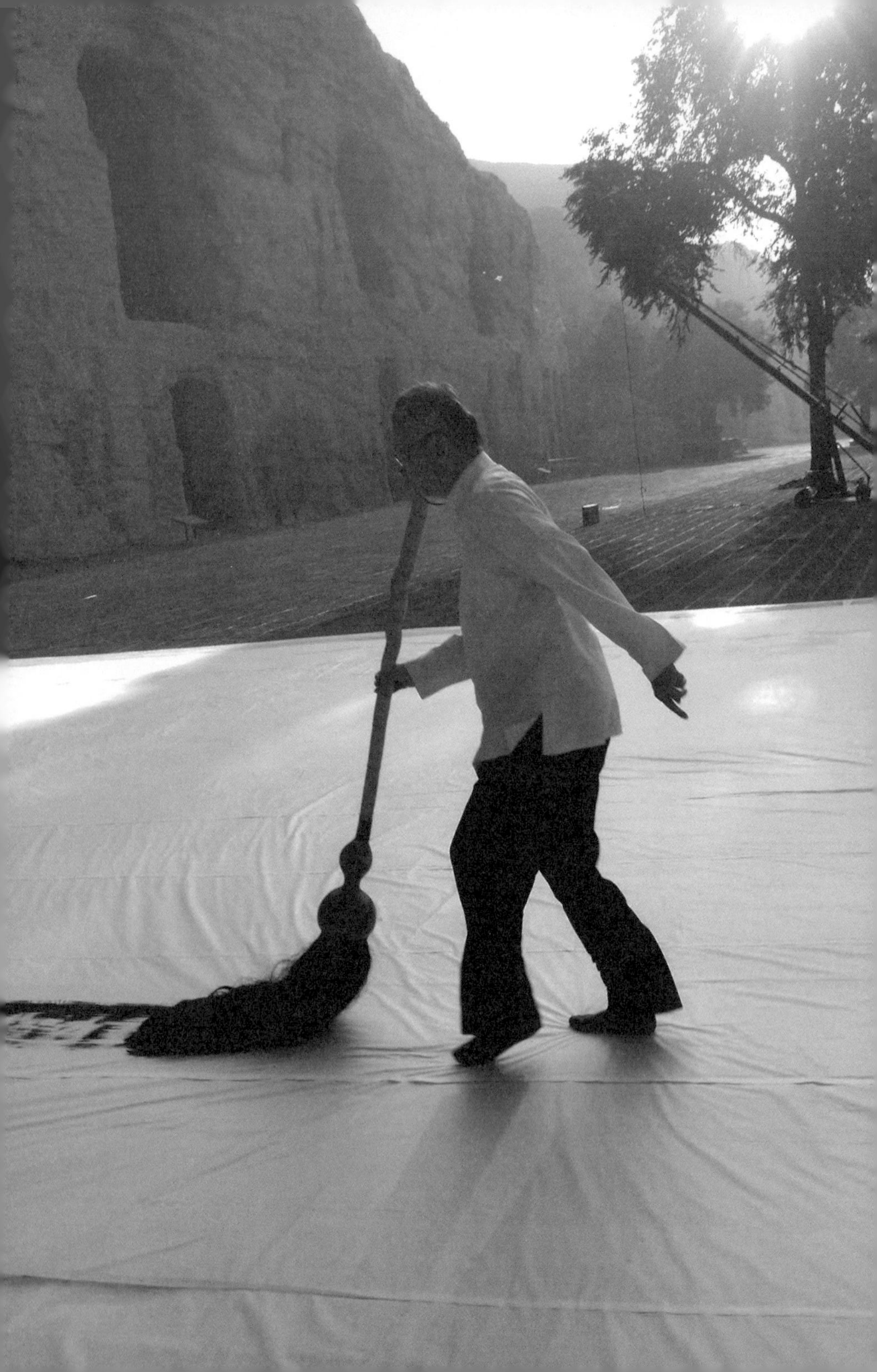

Part_3.
妙定功在生活中的運用

Part_3.
妙定功在生活中的運用

練習妙定功，除了固定時間在基本功法的練習之外，更美妙的是，它還可以廣泛運用在生活中，諸如行、住、坐、臥等各種行為、動作。

想想看，如果連躺著睡覺都是在練功夫，那該有多妙！可以運用到如此徹底，只要「每天勤睡覺，功夫自然到」，妙定功就是一個這樣神奇美妙的功法。

另外，如果用妙定功來行走，走起路既快樂又輕鬆，而且一點也不費力，走再遠都一樣放鬆自在，越走氣越充滿，越走越健康、越舒服，走路就是在練功夫。

同時，妙定功的坐姿，讓我們坐著也是練功夫。當我們坐下來休息，或是坐著工作時，可以坐得久且舒服，不至於坐到腰痠背痛；即使出外旅行，搭長程航線也不擔心得到「經濟艙症候群」，仍然可以坐得氣血通暢。

連一般平常的工作、動作、舉止，只要將自己的身線連成一氣，再將線延伸至所對待的外物，與之連成一體，妙定功便能無往不利地內化於日常生活，讓我們活得自在、快樂又健康。

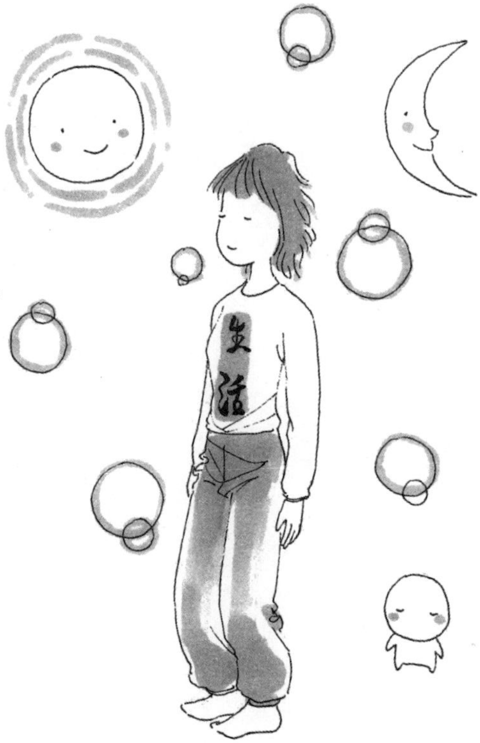

將妙定功運用在日常生活中。

坐姿

說到「坐」，誰不會？講起來好像是天經地義的事，但若從我們的身邊去做觀察，就可以發現到，其實一般人真的都不是那麼會「坐」。

一般人的坐姿，大都靠腰部或胸椎支撐挺胸，與其說是臀部坐在椅子上，卻多半是用腰來坐。

像下面的這幾張圖，就是很常見的不良坐姿，只要在周遭稍作留意，隨

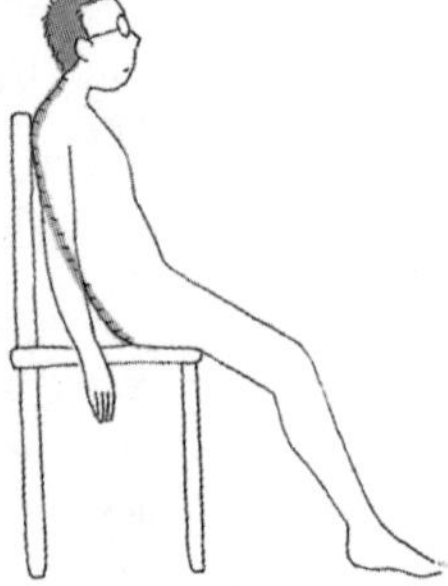

癱坐在椅子上，
會使下背部承受壓力。

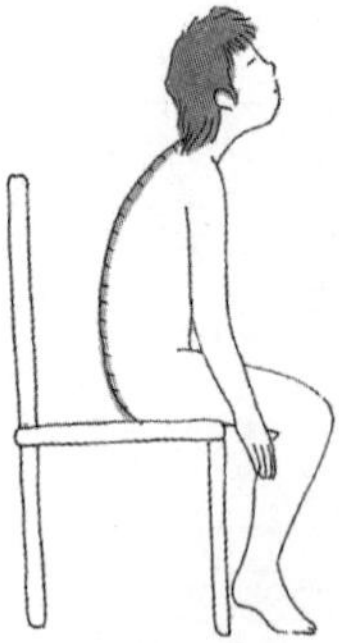

彎腰駝背，
會使脊椎承受壓力。

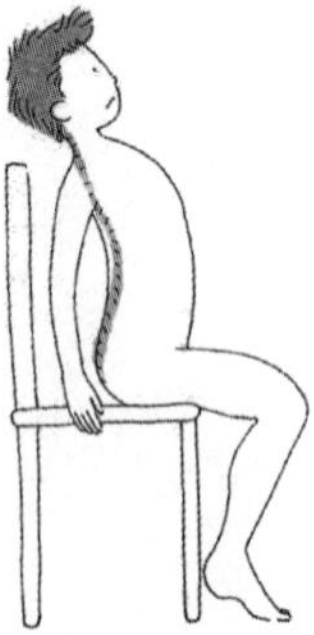

上半身挺直不動，
會使背部過度彎曲。

時都可以見到。

若長期維持這種不良的坐姿，自然容易造成脊椎彎曲、胸部內縮，當然也會引起身體上的各種不適。

但是，如果我們以妙定功來「坐」，只要姿勢稍微調整一下，便會得到意想不到的功效，不僅可以坐出健康，而且越坐越舒服，越坐精神越好。

坐姿的要點&練習

當我們就坐時，先調整胯骨，將臀部往後頂住椅背，腰部放下，使背部緊貼椅背，臀部才整個坐下來。

這樣上半身自然會挺直，身線不會歪掉，也不會讓腰部錯用力，折到背部線條，使下背部受到壓迫，而且臀

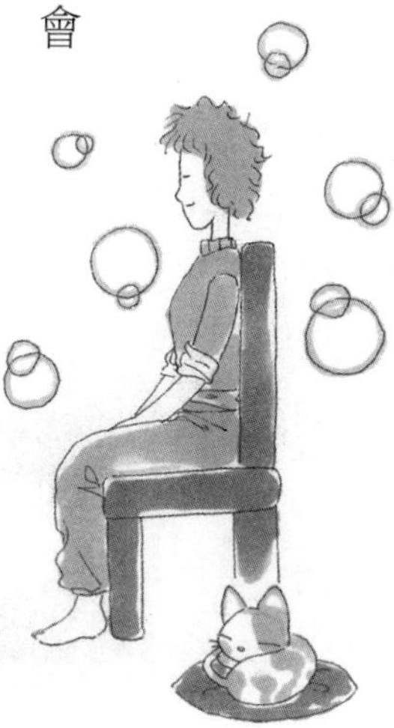

部肌肉還是鬆軟的。

再來就是讓大腿與小腿成直角，雙腳平放於地面。若是腳無法觸及地面，可以墊個墊子，務必要讓雙腳平放在地上，使腿部血液保持良好循環。

坐姿練習

【步驟】

A放鬆地站在椅子前。

B雙腳成內八字，做胯骨調整練習（參閱六十四頁）。

C然後手扶著椅子，慢慢坐下來，將臀部往後推頂到椅背。

D順著椅背坐，讓臀部肌肉完全放鬆，平放在椅子上。

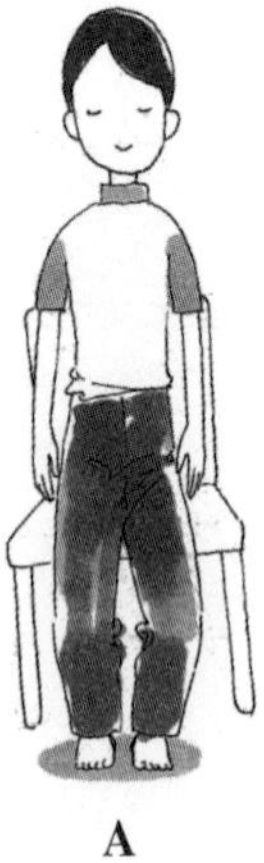

A

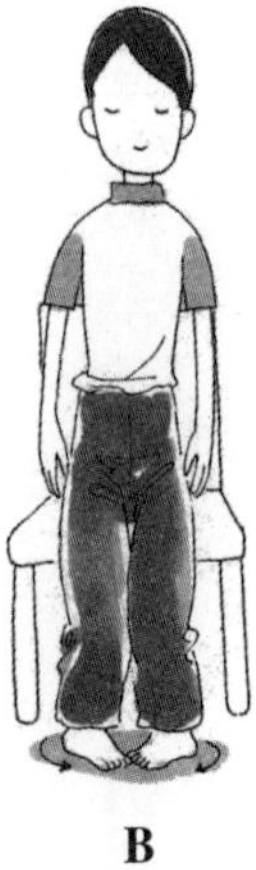

B

E背部放鬆，貼靠著椅背。

F大腿與小腿成直角，讓雙腳平放於地面，將胸線延至腳的線拉出。

【要訣】

- 如果膝蓋有外翻的現象，將膝蓋微微向內扣，氣就會順暢了。
- 發現緊張的部位就放鬆、放下。

【練習的檢測】

- 經過以上的調整，再看背部是否連成一條直線？氣機是否比以往順暢？
- 是否感覺身體熱熱的？
- 頭腦是否有比較清楚一些？

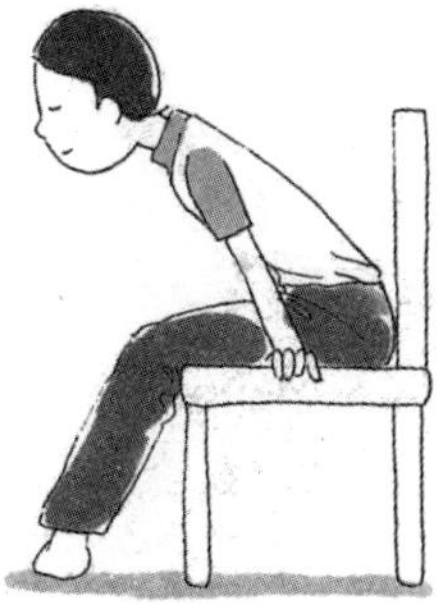

C

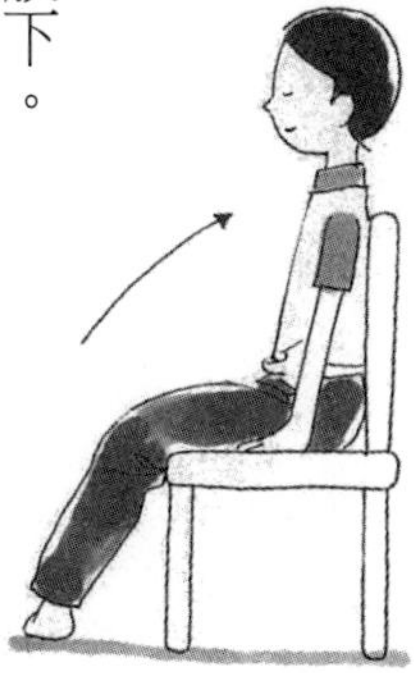

D

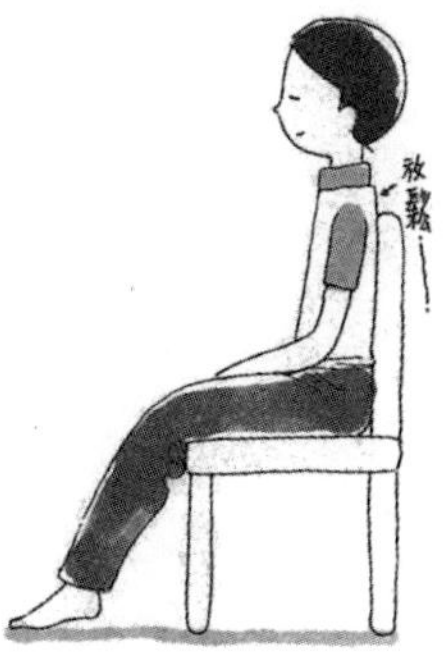

E

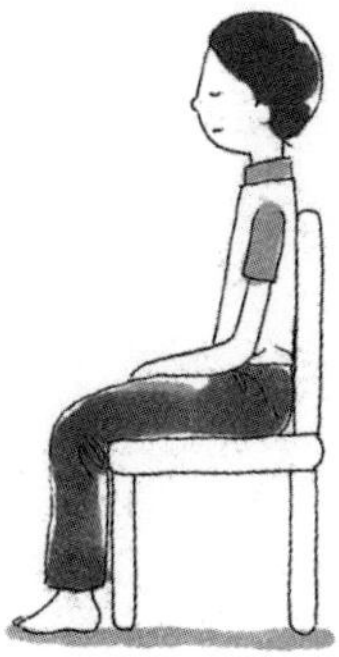

F

- 腳底是否感覺很熱？
- 是否感覺手指頭麻麻濕濕黏黏的？
- 是否練習一陣子就流汗了？

如果練習會流汗，或感覺身體熱熱的、頭腦比較清楚、腳底很熱，有任何一種現象產生，就表示氣血循環系統變得較為順暢了；若是手指頭濕濕黏黏麻麻的，就表示體內的髒東西開始在排泄、清除了。

透過正確坐姿的練習，我們的末梢神經血管獲得疏通，不良坐姿導致氣血不順的情況消失了，以往搭車或開車出遊時，坐到腰痠背痛或暈車的情形也不復見，這就是妙定功運用在日常生活的實證之一。

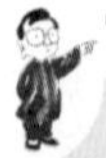

Tips

愉快的長途旅行

王先生偕同妻子及母親前往美加東部旅行，飛機從桃園機場飛往紐約，途中於西雅圖轉機。

在從台北到西雅圖約九個小時的旅程，王先生把剛學習的妙定功坐法，現學現賣的運用在長途旅行上。

他將臀部頂住椅背，開始練習妙定功的坐法，在漫長的航程中，他感覺到身心安適自在，雙腳很溫暖，身心也不會妄動，愉快地閱讀著書報，不知不覺就抵達目的地了。

走路

經常有人問：「為什麼長這麼大，連走路都要重新學呢？」如果你也有這個疑問，不妨先站起來，在屋子裡走動一下，觀察自己是如何走路的。

一般人走路，經常拖著沉重的步伐，或是必須「勞動」雙腳步行，如果仔細觀察，會發現問題不少，且大部分都有碎動的習慣——雙肩聳高、胯骨提起、膝蓋僵硬、腳後跟提起、腿部很僵硬、髖關節和膝部都有堵住的現象，而且身體內在的氣脈也堵塞了。

而以妙定功來走路，

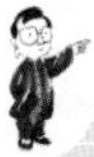

Tips

觀察自己如何行走

- 雙手手臂是否輕鬆自在地擺動？
- 身體的左半邊與右半邊是否協調？
- 步伐是否踩得穩健？
- 是用哪個部位在走路？

其實就是「坐著走」，根本無需任何一個部位用力。換句話說，我們站立時，其實也是坐著的，我們必須試著讓自己是以坐著的方式來走路。

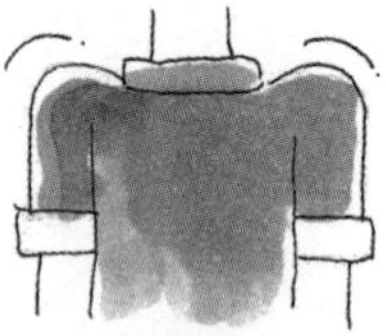

雙肩聳高。

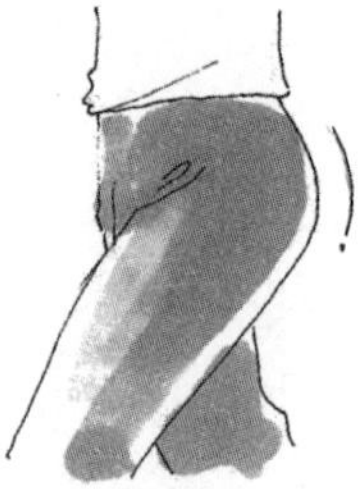

胯骨提起。

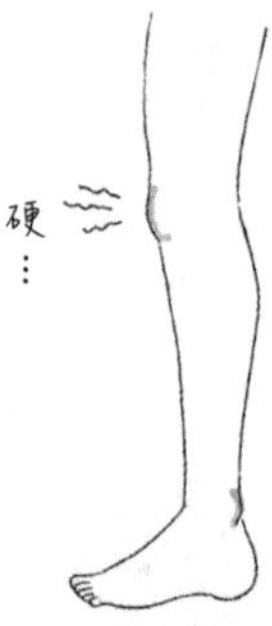

膝蓋僵硬。

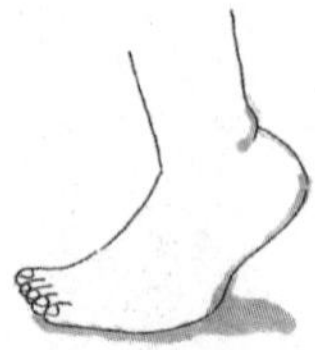

腳後跟提起

行走的要點&練習

首先，還是將身體線條調整好，然後開始練習走路。

妙定功的走路方式，腳跟或腳尖先著地都可以，主要是腳後跟要貼地，一定要腳踏實地後，才可以繼續走下一步。而且，腳與身體是連成一體的，行走姿勢自然也要連成一線，因此要注意不能失去身體的線條。此外，必須再建立三個觀念，只要掌握住這些要點，走起路會更輕鬆自在，自然能夠逐漸走出自己的一片天地。

腳踏實地

走路要腳踏實地。若是右腳起步，就將重心放在左腳，左膝放鬆；然後右腳從腳趾起，由下往上全部放鬆，右腳只是提起來做準備走路的動作，不必用力。

行走時，不論提腳、放腳，整個身體放鬆放下，連成一線，感覺好像有一條線在拉著，上半身完全自在、不動，看似腳下有滑輪在推著走。

身如楊柳

比喻身體如楊柳一般，很放鬆自在。走路時，也是保持這種身形，重心都放在腳底，上半身是柔軟的，輕鬆的行走。

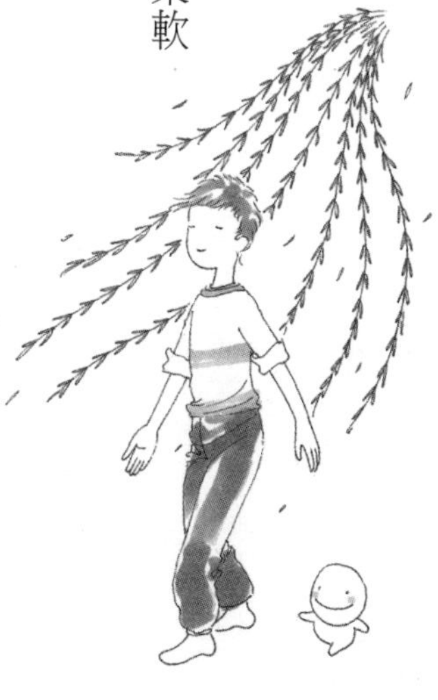

坐著走路

上半身保持坐在腿上的姿勢，當我們的腳提起時，意識不是往上提，而是往地心掉下去，腳只是在執行走路的動作罷了，自然彎曲提起、放下，感覺好像隨時有人托捧著，無論走路速度快或慢，都是一樣輕鬆、不必費力。

【練習的檢測】

- 身心是否整個都在完全放鬆的狀態？在行走過程中，如果身體哪一個部位感到緊張，就做放鬆、放下的練習，讓緊張、僵硬的部位往下掉。
- 行走時，檢查身體的各個部位是否都放下？肩膀放下來了？胯骨放下？腳後跟放下？

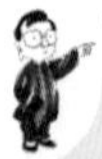

Tips

走出自己的路

美英平常都會利用晚飯後的時間，到附近學校的運動場走路。本來她只繞操場一圈，就覺得很累、氣喘如牛，但在學習了妙定功的行走方法之後，當晚即在運動場一口氣走了七、八圈。

走完後，臉不紅，氣不喘，她完全不覺得累，反倒感覺很舒服，整個人神清氣爽，走出了自己的路！

睡眠

在睡眠中練習妙定功，是學習者最好的練習時間，對於不良於行或長期臥病在床的人，更是一項方便的養生良方。

睡眠的要點&練習

邊睡覺邊養生，方法其實很簡單，只要平貼躺在床上，將身線、姿勢調整好，讓全身的骨骼、肌肉都放下，就是在練功了。

不過要特別說明的

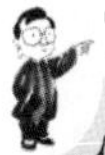

Tips

腰部無法貼地怎麼辦？

如果腰部無法貼平床面，就將臀部稍微向上提再放下，這樣做能夠讓腰部更放下，假以時日腰部便能貼平床面了。

是，練習時不宜使用過於柔軟的床墊，因為要調整的是骨骼、肌肉，太軟的床會容易陷下去，無法調整，所以用木板床來練習是比較理想的（如果覺得木板床太硬，上面可以鋪層薄墊）。

倘若沒辦法換床鋪，建議先在地板上練習二十分鐘，再上床睡覺。但是，注意在地板上練習時，隔離地板濕氣的防範措施要做好，或者鋪上氈子或墊子來練習。如果習慣用枕頭，也可以墊著枕頭練習。

在睡眠時練習妙定功，能夠有效改善睡眠品質，增強腦神經功能及氣血循環，讓我們輕鬆入眠，睡醒後精神更充沛，身心也更為舒適。

睡眠練習

【步驟】

A身體仰躺著。

B雙手張開，平放在與肩同高的兩側。

如果床不夠大，將下手臂彎曲向上，手指端置於頭部兩側。

C胯骨調正，並將中軸線、胸線調整好，腳後跟順著胸線平移曲膝。

D以微調的動作讓身體放鬆，不要做大幅度的動作調整，哪個部位感覺緊張，就從緊張的中心點練習開來。

E如果練習之後自然睡著，改

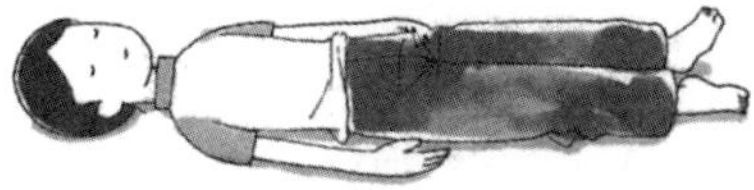

A

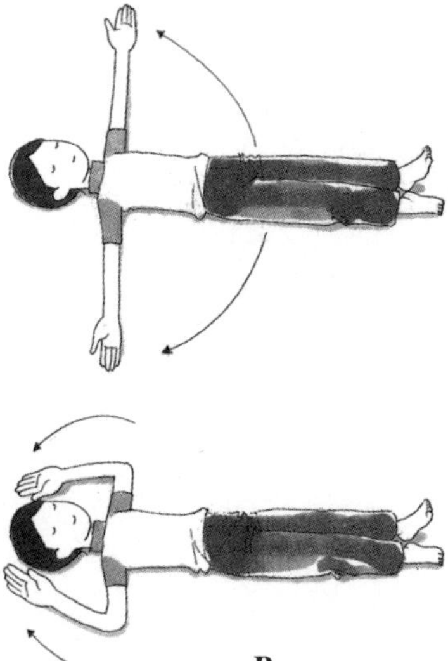

B

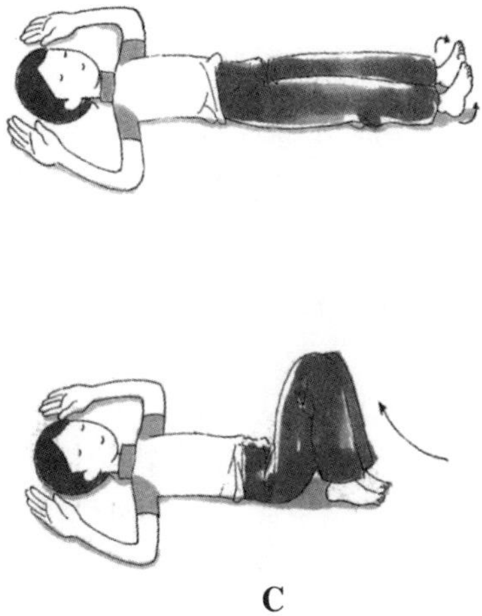

C

變任何姿勢都沒關係。純粹練習的話，起身時要先張開眼睛，把腳放平，再將身體翻向右側，用右手支撐，心臟保持在上面，從右側慢慢的起來，切忌猛然起身。

【要訣】

- 躺在床上、雙手張開的姿勢，有助於肩胛的放鬆、放下，頸椎部分要拉長放平、放下，兩肩也放平、放下。

【練習的檢測】

- 全身肌肉是否都放下來，整個人像悠游在海水中一般，完全鬆開，沒有任何壓力？
- 脊椎骨有拉長現象，甚至長高了？

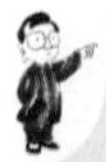
Tips

一暝大一吋

A小姐為某公司高階主管，年近五十，平日工作非常忙碌，自從每天練習「妙睡功」，她的身高竟然增加近五公分之多。

這就好像嬰兒「一眠大一吋」一樣。練習時，身體放鬆、氣機飽足，隨著氣的通暢，自然會有長高的現象產生。

做這個練習對骨骼的調整非常迅速，如果能持之以恆，脊椎骨會漸漸變得平順。因此，有時感覺骨頭在啪啪響，就是骨頭自然調整的聲音。

調整的過程分成幾個階段，每一塊骨頭都會由粗的部分調整到細的部分，然後整個平整，一層一層越來越深層的放鬆。所以，好好的躺著睡覺，也可以練出好成效。

練習時，最主要是把身線調整出來，然後將整個身體都練習放下，讓身體與床連成一氣。如果自己在家練習，沒有老師在旁指導，不妨配合《養生從放鬆開始》的CD導引來加強練習效果。

另外，身體曾經受傷的部位，在調整過程中有時會有疼痛、阻塞的現象產生，或者是特別感受壓力和緊張，此時只要將此部位放下，這些舊傷就會隨著調整而逐漸平復，甚至變得更為健康。

因為任何部位處於緊張的狀態，連帶著肌肉也跟著緊張，氣就不順暢，我們只要讓緊張的部位放下，氣血就順暢，調整部位的肌肉也會隨之活化起來，即使是骨骼的部位也是一樣。

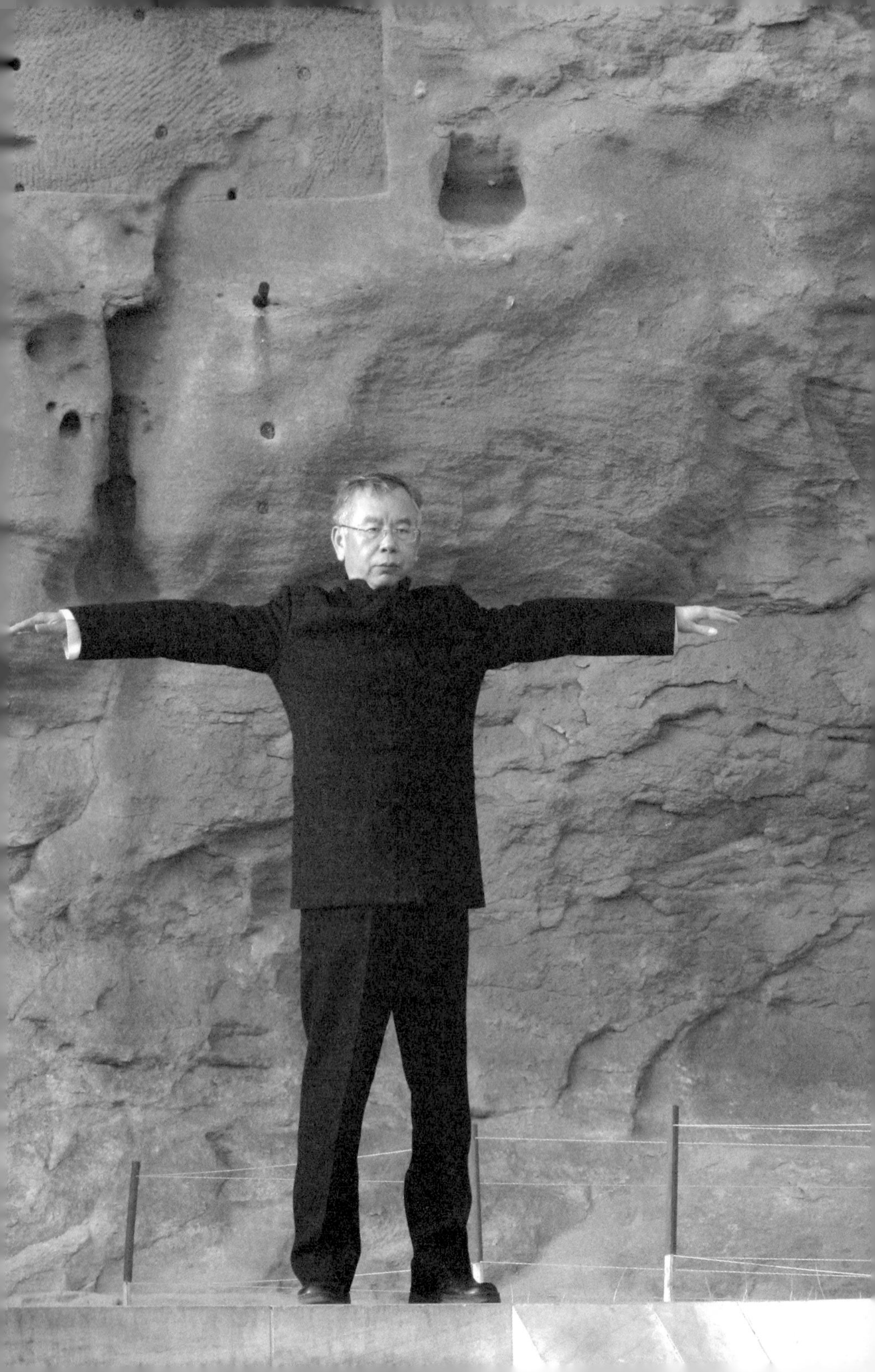

Part_4.
妙定功的Q&A

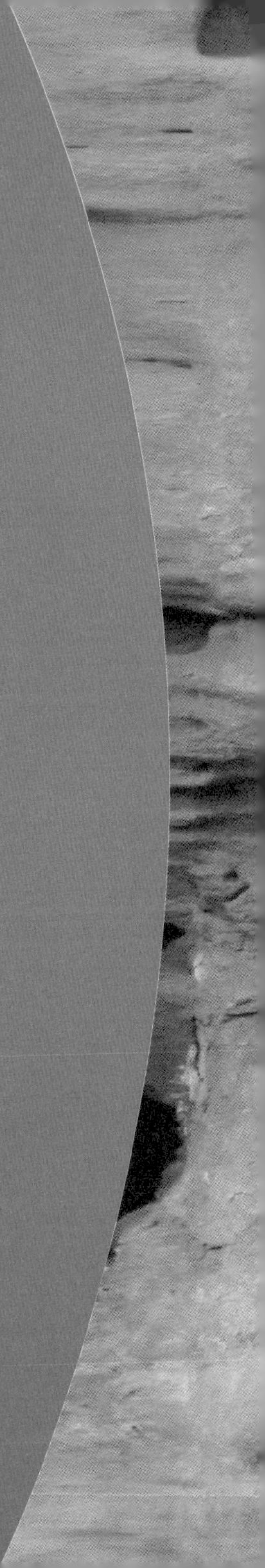

Part_4.
妙定功的Q&A

Q.1 什麼時間練習妙定功最好？需要什麼環境？

Ans.

練習妙定功不拘場所、不需道具，只要站立時，雙手可以伸展的空間即可。而且任何地點都能練習，隨著地點場合的不同，練習不同的姿勢或調身線的方法，還能隨自己的需求來調整練習。

練習的時間不拘，五分鐘也能達到練習效果；更好的是，只要隨時將

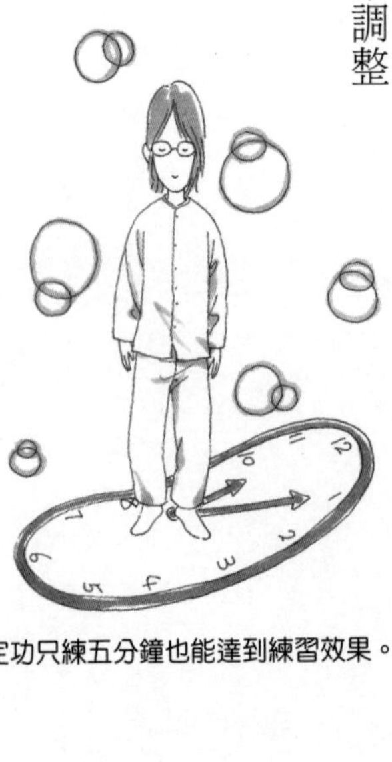

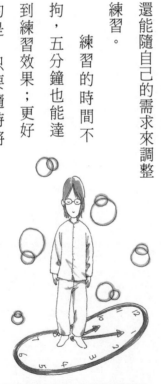

妙定功只練五分鐘也能達到練習效果。

姿勢調整好，就是在練習妙定功。身體哪個部位緊張時，就直接將其部位放鬆，一天二十四小時都是練習妙定功的好時光。

Q.2 如何知道自己練習的姿勢是否正確？

Ans.

首先，我們要了知，自己所練習的是妙定功相對性正確的姿勢，趨近正確。真正完全圓滿的妙定功是成就佛身，所以練習時不必擔心姿勢是否做錯。

如果學習過程能夠有好的老師教導，增進我們的學習效果，趨近正確的姿勢，那當然是最好不過。除此之外，熟讀本書，配合《養生從放鬆開始》CD導引練習，或觀看本書所附影音光碟中指導者的動作，都會讓我們在心靈上、身體上記憶正確的姿勢，幫助我們達到更好的練習效果。

Q.3 練習妙定功時，有些動作做不到，怎麼辦？

Ans.

如我們所了解的，妙定功的練習動作是放鬆自然的，最重要是讓身體記憶老師幫我們調整的姿勢，然後慢慢練習趨近至相對性的正確位置。

透過身體、呼吸、心念的放鬆，我們的動作自然就越來越趨近正確位置。如果無法上課學習，可以觀看妙定功數位影音光碟的教學示範，同步練習。

Q.4 練習妙定功頭會暈眩，怎麼辦？

Ans.

這是極為常見的現象。現代人平常工作時，身心過於耗損，體弱氣虛，導致剛開始練習妙定功時，產生頭暈的現象。萬一遇到這種狀況，可以暫停練習，坐下來休息片刻，喝點水，頭暈的情形便會減輕。

在練功時期，如果能再加上飲食的補充，多吃些天然補氣的食品，如洋蔘、松子、核桃、杏仁、枸杞等，或選擇適合自身體質的健康食品，則能達到事半功倍的效果。（注意！乾果類不要經過油炸加工或加糖，否則容易上火。）

一般而言，練習妙定功後，身體會慢慢得到調整，不要因為頭暈就不敢再練下去。還有些學習者會發現，以前的舊病、未完全復原的傷又再發起，這都是妙定功回補的作用，不用害怕，放心繼續練習，負會轉正，健康的身體將指日可待。

Q.5 為什麼練習後，會有發熱的現象，之後卻覺得發冷？

Ans.

現代人常待在冷氣房，冷氣逼進我們的身體，一旦走出冷氣房時，熱氣又逼進體內，一進一出、一冷一熱，我們的身體就像冷熱三明治，一層冷一層熱。

練習妙定功之後，身體開始產生調整的作用，鬱積在體內的寒氣、燥氣會散出體外，因此才有發熱、發冷的現象。所以，並不是沒病就表示健康，其實我們的身心潛藏著許多危機，真正健康應是「生機勃勃」，是身體、呼吸、心念三者的健康，而妙定功則是身心調整的最佳功法。

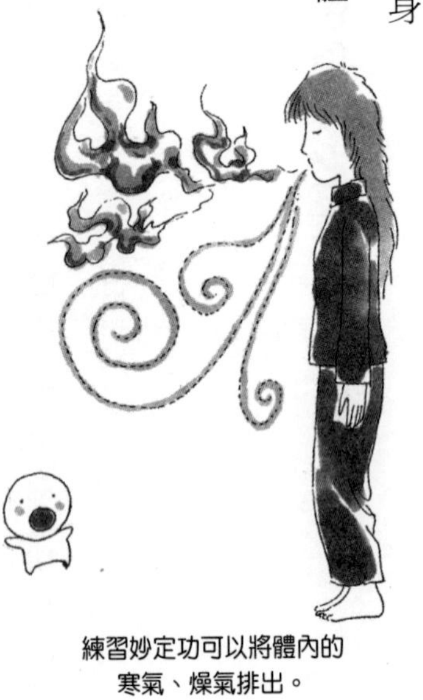

練習妙定功可以將體內的寒氣、燥氣排出。

Q.6 練習妙定功時，身體為什麼會不由自主地動？

Ans.

練習妙定功時，有些人身體會有振動或搖動的情形，這是自然的現象，不需要特別在意。在氣脈將通未通之際，容易產生氣動的現象。此外，也可能是身體五大元素中，屬於風大的要素（呼吸、氣息等）產生增長，身體不由自主的搖動，顯示身體的氣息與脈象尚未穩定。若是身體晃動得太厲害，就稍微控制一下，不要妨礙功法練習即可。

Q.7 練習時，為什麼覺得肩膀很痠痛？如何減輕痠痛感？

Ans.

肩膀是容易累積壓力的部位，加上我們經常不自覺地聳肩，使肩膀時常處於緊張的狀態。練習妙定功時，肩膀會開始放鬆下來，感覺痠痛是很正常的狀況，不必擔心，千萬不要因此停止練習。

甚至不只是肩膀，身體其他緊張的部位，一旦開始放鬆下來，都會產生痠痛。減輕痠痛的方法很簡單，只要從緊張的中心點放鬆，痠痛的情形自然會減輕。

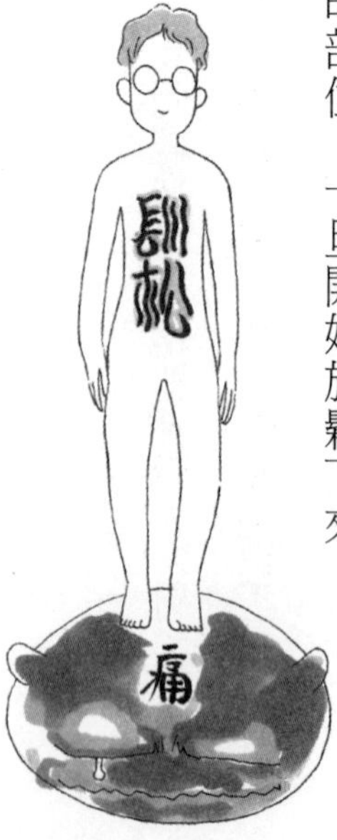

從緊張的中心點放鬆，痠痛感自然就會減輕。

Q.8 為什麼練習時，會覺得外在環境特別吵雜？

Ans.

練習妙定功之後，眼睛、耳朵、鼻子、舌頭、身體、心念等六根，都會變得比較敏銳，相對地也較容易被干擾。

但是，我們應利用這外在環境聲音的影響，將眼睛、耳朵、鼻子、舌頭、身體、心念全都放鬆。特別是放鬆我們的耳朵，讓敏銳的六根轉變為更加放鬆厚實。

甚至可以觀察這些干擾的聲音，其實就如同我們的念頭一樣，遷變無常、虛幻不實，不受任何的干擾，繼續練習即可。

Q.9 為什麼練習後，有時感覺很餓，有時卻很飽足、不會想吃東西？

Ans.

練習妙定功時，身體會做全面性的調整，因此有時感覺飢餓，有時很飽足。

飢餓時，不要一下子吃過頭，還是要稍微控制，保持正常的食量；飽足時，氣機充滿，應將身體、骨頭放空，讓氣內化於身體，身心會變得爽利輕快。

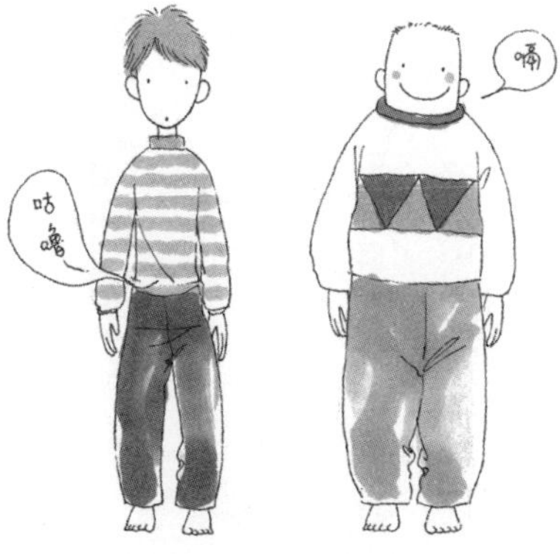

練習妙定功之後，有時感覺飢餓，有時飽到不想吃東西。

Q.10

為什麼練習後，覺得十分疲累，睡眠時間增加？

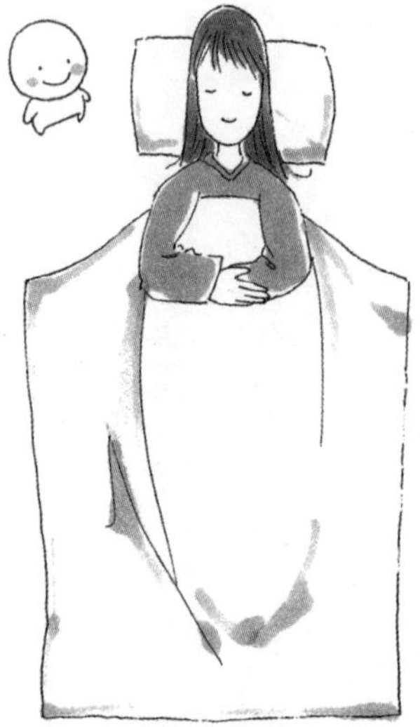

練習妙定功可以改善睡眠品質。

Ans. 現代人平常身心耗損過多，自己卻沒有察覺，練習妙定功之後，才逐漸引發出來，所以練習後感覺十分疲累，而且疲累的程度與練習效果成正比。

這種情形在初期尤其明顯，休息時間會變長。等調整期過後，睡眠時間就會恢復正常或自然變短，但睡眠品質會變好，醒來後精神充沛、活力十足。

Q.11

練習妙定功為什麼能改變我們的身形？

Ans.

由於妙定功是依據佛身生理學發展出來的功法，練習方法是透過身體、心念、呼吸的調整放鬆來趨近佛身，讓我們的骨骼、肌肉、內臟在放鬆的過程中，逐漸氣機充滿，身形也隨之飽滿、平整、圓潤，所以身形的改變是很自然的，同時心念也會逐漸平靜，思緒益發活潑、有創意，而呼吸則會變得更加細長綿密。

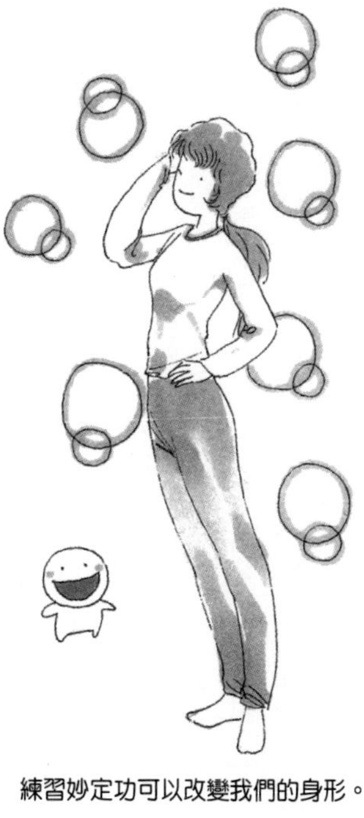

練習妙定功可以改變我們的身形。

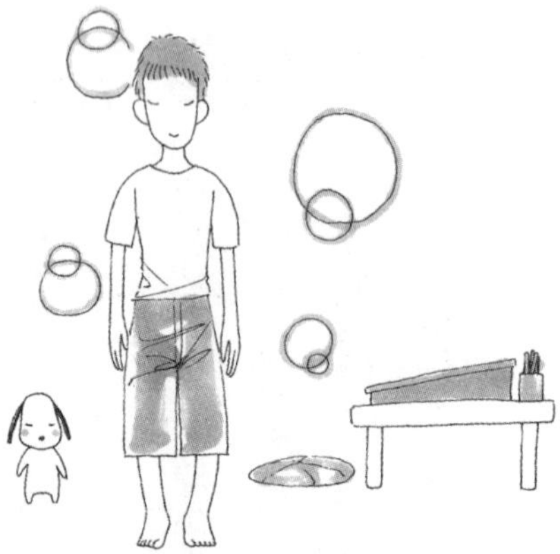

練習妙定功沒有年齡的限制。

Q.12

小朋友可以學習妙定功嗎？

Ans.

可以的。由於妙定功是以放鬆為基礎，練習過程非常輕柔，沒有強力的動作，所以並沒有年齡的限制。只是針對小朋友的教學，不同於大人的課程，而要運用較為具體的教具，利用行住坐臥、遊戲等輕鬆的教學方式，讓小朋友處於不緊張且放鬆的狀態，身心自然就安住。

妙定功除了能幫助兒童身體發育更好之外，更能促進腦部的發展，提升記憶力和專注力。此外，還可以幫助穩定小朋友的情緒，提高孩子的EQ。目前妙定

功已開始運用在兒童及青少年專注力的教學，成效非常顯著。（請參閱一八一頁）

Q.13 妙定功可以配合靜坐一起練習嗎？

Ans.

練習完妙定功，如果可以靜坐一下，靜坐的效果會更加分。因為，這時候身體的氣脈較為通暢，呼吸、心念也都調整得較微細，以這樣的身心狀態來靜坐，很快可以進入定境。

無論新學或久修，靜坐前若配合妙定功，都會獲得意想不到的好處。

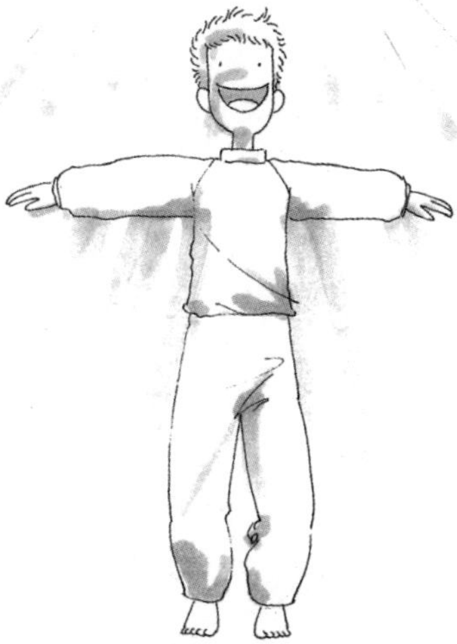

妙定功搭配靜坐練習有相加相乘的效果。

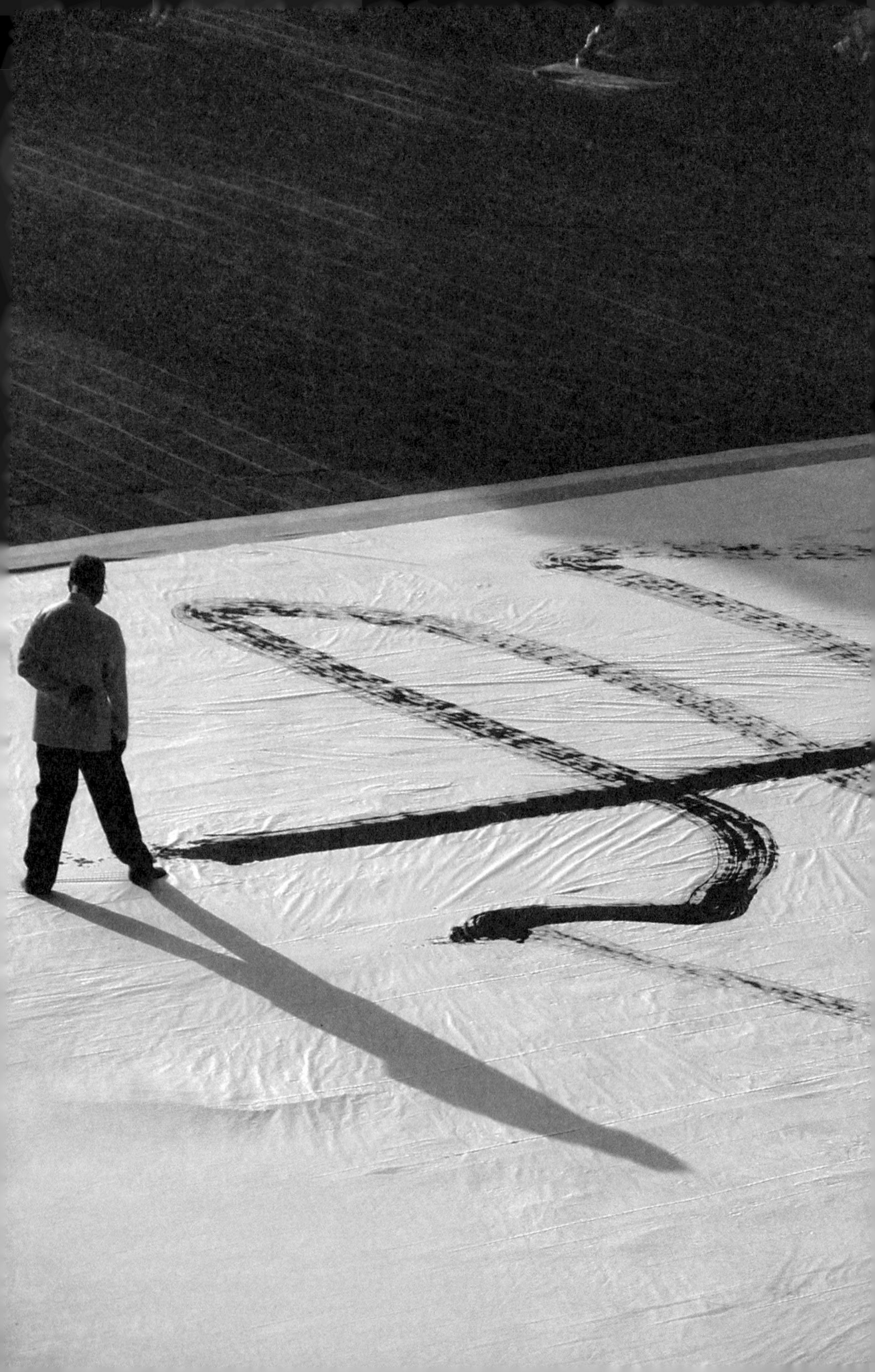

Part_5.
我們的經驗分享

Part_5.
我們的經驗分享

看過前面各單元的介紹，試著做過練習、調整後，我們可以肯定妙定功是人類超越身心的最佳功法，學習者在經過短時間的練習後，身體狀況都有明顯的改善與進步。

而在每一次練習結束，建議可以利用書末附錄提供的「妙定日誌」，多影印一些裝訂成小冊，寫下自己的修練日誌，記錄身、心改變的軌跡。

此舉不但有助與其他學習者相互交流，增加彼此廣度，還可以觀察自己身心逐漸改善、趨於圓滿的過程。同時，也能夠藉著這份記錄，對妙定功產生更深刻的體會，進而邁向圓滿身心的大覺之道。

最後一個單元，特別收錄各國學人練習妙定功之後的身心受益，供作參考。

功中入妙，妙中入定

台灣中國文化大學國術學系教授、中國上海體育學院講座教授　李志明／上海

相傳達摩祖師在少林寺講述禪宗妙法時，見僧眾只是參禪打坐，導致面黃肌瘦、精神不振，甚至病體纏身，修法時萎靡盹睡，於是慨然曰：「出家人雖不以軀殼為重，然亦不容不澈解于性，使靈魂離散也。欲悟性，必先強身，則軀殼強而靈魂易悟也。」於是創羅漢拳十八手，授之僧眾修練，使健肉體，以壯精神。這雖然是少林羅漢拳起源的傳說，但更重要的是說明了佛法修練「借假修真」，需有一個健康的身體。

號稱武林第一神功的易筋經、洗髓經，在傳說中也是達摩所創。透過易筋的修練「脫換」身體，再以洗髓經的養氣方法「清虛」心靈；身脫換而心清虛，內清靜而外堅固，方能超凡入聖，以登正果。

妙定功，無羅漢十八手勞動筋骨之苦，合易筋與洗髓之功於一體；是靜坐者入坐前的最佳前行，與下坐後活絡筋骨暢通氣血的最佳活動；更可於功中入妙，妙中入定，一體直達。

妙定功幫我贏了兩面太極拳比賽金牌

企業家　林元闓／美國矽谷

練了十幾年的太極拳，也拜學過許多太極拳老師，對於虛領頂勁、含胸拔背、沉肩墜肘、鬆胯圓襠也略知一二。在三年前開始與洪啟嵩老師學放鬆禪法與妙定功後，對太極拳有更新、更深的了解與實踐，也打開了自已熱衷追尋中國武術、科學與佛法相互關連的一道門。

洪老師的放鬆禪法是由身體內層擴展到外境，在心、氣、脈、身（骨骼、肌肉、臟腑）、境全然放鬆的一套身心調安養息方法，這種全然的放下，實際上讓人安住自然，身心處於最佳狀態，蓄能待發，而妙定功既放鬆又專注的理論與實練，也使得太極拳的鬆、活、彈、抖更能發揮得淋漓盡致。

二〇一〇年在下參加全美功夫雜誌及全美武術總會舉辦的太極拳比賽，在兩場賽事中均獲得金牌，實在應歸功於平常練習放鬆禪法與妙定功。在金剛經有諸多「X，即非X，是名X（是名狀態）」的說法，而妙定功既強調放鬆（X），也強調專注（非

X），我們的生活中不也是到處充滿了這樣的情境嗎？而這既放鬆又專注的是名狀態，往往是帶領我們任運自如、圓滿完成目標的最佳心態。

比賽前一個月洪老師跟在下說：「已贏了，只是去把它執行了。」這是多麼放鬆又豪氣的自在。也因為有此信念，內心不亂而定，結果就這樣執行、實踐了。

現在在下每天練一遍妙定功，全身的骨骼、肌肉和臟腑都做了深度的放鬆，舒適無比，今列舉練習妙定功後的改變於下：

1. 打起坐來更覺舒適、柔軟、持久。
2. 走起路來更輕快、有勁。
3. 打起太極拳來更鬆柔帶勁，明空一體。
4. 睡覺品質更好，很容易入睡。
5. 讀頌佛經，思路較清晰。

現在更覺得以佛身生理學為基礎的妙定功，確實能幫助人擁有長春、長壽、長樂的人生。

以妙定化過敏

專家學者　龔思維／美國俄亥俄

我於二十年前到美國求學，後來定居在美國，大約從十年前開始，每年的春秋兩季，都會有感冒頭痛的症狀，後來才知道，原來這就是過敏症狀，也就是俗稱的「花粉熱」，而且很多朋友都有。

一年一年過去，症狀一年比一年明顯，常常是每年春天第一次割草後就開始。每個週末割草，就每個週末頭痛，吃藥也只能暫時緩和，想想這樣下去也不是辦法，應該從根本下手才是。

有一個週末，過敏症狀特別嚴重，我在來美國之前就曾上過洪老師的靜坐班，二〇〇四年和二〇〇五年洪老師來德頓弘法，教授妙定功，我就想靜坐和妙定功應該都對花粉熱有幫助才是，我應該試試看，於是就先打坐。

打坐時，漸漸地身體的不適消除了，但下坐後沒多久，就打了一個噴嚏，接著鼻塞、流鼻水、頭痛又慢慢回來了。這時我就想，那就再試試妙定功吧！

於是，我開始做妙定調身，一式一式做下來，症狀又慢慢減輕，等到十式都做完後，身體就舒暢了。我心想，不知能持續多久？沒想到，症狀就沒有再回來，一直到下一次割草才又開始。

這對我來說是很大的鼓舞，但或許是得失心太重吧！以後症狀又起時，再練妙定功，效果不一，時靈時不靈的。所以我就告訴自己，妙定功是改造轉化身心的功法，我實在不應該太在意短期的功效，在意它能否緩和過敏症狀，只要好好練就好了。

這樣又過了幾年，最近聽到朋友說花粉熱季節又來了，有些人過敏得好嚴重。這時我才驚覺，我已經不記得上一次有過敏症狀是什麼時候了，自己什麼時候好起來的都不知道。妙定功潛移默化的功效，實在是不可思議啊！治療花粉熱功效是很明顯，所以我能比較、感受得出，而妙定功在無形中對我整體的身心改善還不知有多少呢？

感恩洪老師創發出這樣簡單易學又能深層改善、昇華身心的功法，同時感謝有發揚推廣妙定功的老師與同修們。希望這樣的功法、禪法與心法能夠廣大弘揚，利益全人類。

妙定功讓我更有能力面對工作壓力

執業律師　許諺賓／台灣

我從事於法律實務工作，每天工作上的繁瑣及壓力，無形之中耗用了不少心神與體力，以前下了班之後，常覺得自己就像消風的氣球一般，後來透過妙定功的練習，簡單的調身及十式，在短時間內竟能通暢身體氣脈、澄靜身心，並且提升了工作效能與穩定思緒，實在是很不可思議！

經過個人多年的體驗，此功法確實為處於繁忙、複雜、壓力下的人們，提供一個簡單又有效率地提升身心品質與進化的途徑，我很樂於分享及推介給讀者。提升並進化您身心品質的千里馬（方法）已在此，伯樂您又何需遠求？趕快行動，一起練習吧！

工作中的妙定

IC公司協理　蘇明緯／台灣

多年前，剛開始接觸妙定功的時候，覺得禪坐已經足夠，並不是很在意妙定功這麼簡單的動作。但是隨著工作責任越來越重，上班的時間越來越長，越來越難有完整的時間運用打坐來調養身心，這時才感受到妙定功隨時可用的妙處。

剛開始是因為冗長複雜的公司會議，需要集中精神思考和解決問題。我於是嘗試以妙定功的坐姿要領，把身體的姿勢坐正、身線調好，全身放鬆，放下情緒和精神的緊張及壓力，呼吸自然放鬆深細，腦袋的含氧量增加了，效率也提高了。

後來發現，即使是去茶水間、上洗手間，或者拿影印資料這麼短暫的時間，也能運用妙定功，讓頭腦瞬間充電，做起事情來更加愉快和自信。

有時候進晶圓測試廠，導入新產品的測試，經常一站就五、六個小時，查問題時甚至還要更久，站久了很容易腰痠背痛、兩腳發麻。這時，如果能夠配合妙定功放鬆放下的身線姿勢與動作要領，便能身心放鬆、氣息通暢、頭腦清楚的完成工作。

行、住、坐、臥，舉手投足之間，開車、走路、吃飯、睡覺、工作、生活、修行，動靜之中，都可以幫助我們長養身心、定力，提升工作、學習的效率，妙定功實在是應用萬端、變化無窮！

現在已經有企業家請洪老師幫他們設計體操，讓上千名員工每天上班時可以練習放鬆和妙定功，再擴大回去教家人。員工是企業最重要的資產，以妙定功幫助員工身心健康，每天心情愉快的工作，對企業必然是大大加分！

動中的禪法——妙定功

軟體工程師　郭耀仁／台灣

最初接觸妙定功，是因為愛好武術，武術要求放鬆，而這個功法能讓身體在正確的位置上放鬆，讓身體的素質得到加強，也能更精準的控制身體的動作。

後來又發現靜坐時，配合妙定功，有助於身心的調整，使靜坐時效果加強，很快身心就安定下來了，兩者同時交互練習，能讓身心的狀況得到更快速的改變。

而再深入妙定功，發現到練習時，身心是可以直接入定的，入定不只是在禪坐時，練習妙定功就如同在動中行禪。

這種現象在禪七時特別明顯，以妙定調身，讓身心在各種情形下都保持安定放鬆，會讓覺照的能力增長。在平時，身心安定放鬆，心情較不易受外在環境影響，常保好心情，身鬆氣通，比較不容易感冒。

妙定功中身線的調整，不需特別的時間和空間，隨時能做，更能很快的讓身體在正確的位置上放鬆，這時心也會安定下來，做事更加有效率。練得越久，越覺得妙定功的層次之深，調整也更加的細微，希望更多朋友能有機會學習這套不可思議的功法！

妙定功提升孩子的專注力

國小教師　黃逸蓁／台灣

現在的孩子普遍專注力越來越不足，是很多家長、老師頭痛的問題。由於自身從妙定功獲益良多，因此也常想，如何運用妙定功幫助孩子增進專注力？

今年帶班上的孩子和家長參加專注力開發親子營，老師用活潑生動的方法，教孩子將妙定功融入行走、睡覺等日常生活，幾個活潑好動的孩子，才短短一天不到的時間，產生了一百八十度的大改變。

這些孩子原本完全靜不下來，成天動來動去，甚至調皮到在捷運站內，還會故意以反方向踩上電扶梯，讓大人飽受驚嚇。這次參加了專注力營之後，竟能夠身心安定的坐著，心思自然凝定，不愛講話，不會像平時吱吱喳喳的。

如此經過了快一個月，專注安定的力量彷彿是黏在他們身上。以前寫作業時，邊寫邊找弟弟玩，現在竟然交代弟弟別吵他，他要專心寫完功課。

這些現象在在都讓我驚訝，孩子們的浮躁不安消失了。我運用老師教導的妙定功，幫助他們放鬆、調整姿勢。透過輕微的輔助，孩子們的身體馬上變端正，背直起來，心也安定了；反應在學習上，成績進步很大，躁動的情緒也安穩下來。

妙定功運用在孩子身上的成效，甚至比大人更明顯，尤其是成長中的孩子心定專注的能量，整個氣質也完全提升了。雖然每個孩子的反應不一定一樣，但是身心安定的感受是共通點。希望這麼奇妙的功法，能幫助更多的小朋友和家長。

此外，我發現妙定功也兼具美容的功效，除了皮膚明顯變細、變白之外，我的母親長期練習妙定功，竟自然產生了「隆鼻」的現象，真是神奇的妙定功！

妙定功讓身體真正放鬆了

退役軍官　黃睿業／台灣

軍人當久了，被教導要隨時抬頭挺胸，所以身體處處僵直，以前總認為這樣的身體是對的，要放鬆時都只是垮下來，或是用力把要放鬆的地方壓下，很容易就到處痠痛受傷，年紀一大，更是全身骨頭處處受損，痛苦不已。

自從練了妙定功之後，慢慢知道良好的身體結構是要放鬆的，而且是放鬆成整片，不只是放下一個支點而已；也發現以前的有一點用力，使得身體很多地方為了配合這個用力的角度，各點也都會跟著用力，就形成前彎後彎左彎右彎，到處彎成一堆，因而擠壓變形受傷。

妙定功的身線是很微妙的，把前後跟左右的線調正、放鬆，讓它自然的安住，好像身體裡面就有氣在自動調整，心也自然安定，身體較為有力，面對很多事情比較不會心亂、牽動煩惱而處理不好，做事情也變得很有節奏。

練了妙定功之後，感覺身體關節好像都不必用力動作，而是自然放鬆的運動著，所以關節跟骨頭部分的痠痛，都會慢慢減到最低，較容易察覺到身體緊張的地方，自動回復到放鬆自然的狀況。

妙定功最大的好處，是隨時隨地都可以實踐，工作、休閒、行住坐臥當中都能運用而增長，實在不可思議！

放鬆禪與妙定功在養生運動中的運用

家庭主婦　張惠美／台灣

多年前，我開始學習坐禪和妙定功，也參加外丹功協會，熱衷於社區活動。我每天在練外丹功時，都運用妙定功放鬆的心法和動作要領，因此在各項比賽中都有優異的成績。今年除了獲得桃園外丹功個人比賽第一名，又在桃園縣中華外丹功運動協會創會三十週年慶總決賽中獲得特優獎，而這都是放鬆禪法及妙定功的功勞。

創發妙定功的洪老師說，放鬆禪法和妙定功可運用在日常生活中的行住坐臥，還包括各種運動武術，這也是我多年來的實踐心得。

「學到老，才能活到老」的妙定功

廚師　洪謝瓊櫻／台灣

我是一個廚師，經常要在大型廟會活動中辦桌，平時工作量極大。很多廚師每天炒菜、切菜，幾年之後都容易有職業病。我學習了放鬆禪法之後，將身心放鬆的功法運用在揉麵糰、拿鍋鏟，邊工作邊練功，身體越來越健康，不但臉上的胎記黑斑褪了，皮膚更是變白變細、有彈性。我先生說，好像換了一個新老婆！

平時工作太累睡不著時，就起來禪坐，很快就會睡著了；生病時，多練功、多禪坐，很快就好了。記得要持續不間斷，每天練習。假日我常去做義工，看到許多和我年紀差不多的義工，同樣的事情，他們做得腰痠背痛，身心疲憊；而我，雖然也會累，但休息一會兒，體力就都恢復了，這是我學妙定功的最大功效。

學習妙定功，一定要持之以恆，像我就學了五年。剛開始學，雖然知道，但是在日常生活中不一定能做得到。即使是看似簡單的放鬆，自己覺得已經是放鬆了，後來才發現放鬆是一層一層深入，永無止境。

俗話說：「活到老，學到老」，學了妙定功之後，我的心得卻是：「學到老，才能活到老」。現在，我覺得自己越學越聰明，儘管六十幾歲了，也不擔心老年癡呆，這都是拜妙定功之賜。

妙定功伴我與疾病和諧共處

病者　涂家芸／台灣

我年輕時從事勞動業，幫人打掃、清潔。每一天，無論是走路、搭捷運，生活或工作，都是我練功的好時機。當時，許多同事都有從事勞動工作的職業病——腰痠、手腕受傷，我也常教大家用妙定功放鬆的工作，避免受傷。

幾年前，在一次檢查中，得知自己長了惡性卵巢腫瘤，已是第三期。檢查出來的當天，必須立即住院，次日開刀。我躺在病床上，回想自己的一生，靜靜地念佛，這時才感受到，多年來學習佛法、妙定功，對自己身心的安定有多麼深厚的助益。

切除手術長達八個小時，算是從鬼門關前走一回。接著是漫長的復健過程。我經常觀想身上的癌細胞都是佛，化成光明的亮點，這是洪老師常教我們的「沒有敵者」，與自己的心念、呼吸、細胞、身體、外境完全和諧，沒有對立，就不容易生起恐懼、怨懟的心念，壓垮自己和家人。這是妙定功帶給我最大的啟發。

（註：由於妙定功極為柔和，即使體力欠佳的病人都可以練習。病者每日勤練妙定功，也都有極佳的改善。）

自然成為健康美少女

大學生　蘇盟雅／台灣

高三時，為了準備大學入學考試，讀書讀得肩頸僵硬，非常難過；由於氣脈不通，還有嚴重的偏頭痛。之前都靠請人按摩支撐著，但按摩師按壓肌肉的手法相當強硬，每次按摩的過程都伴隨疼痛。

學了妙定功後，我才明白，其實自己就可以調整身體。只要「放鬆、放下、放空」，積結的地方自有一股力量想要調整，自然得像是身體自己要動起來，只是平時身體太緊張、太習慣錯誤的姿勢。

另外，學習妙定功還讓我有意想不到的收穫。以前就有同學提醒我，站立時都會習慣性的把肚子往前凸，上半身往後傾斜；走路時，上半身、下半身的動作也感覺不協調。嘗試了許多方法，都沒有解決到問題的核心點。

學習妙定功的過程中，首先藉由基本調身的動作，我一直突出的腹部，竟然在做完調胯的動作後收下去了耶！接著透過妙定十式的練習，我越來越能掌握「立身中正」的感覺，也學會慢慢調整身體的姿勢。

後來我才知道，練習妙定功，連臉型和齒列都會變化。教導我們妙定功的吳老師，學習妙定功之後，她的臉型自然從方頰變成雞蛋臉，根本不必去削骨哦！妙定功，意外成了我身心康健、美姿美儀的祕笈。

妙定功陪我平安健康的長大

高中生　蔡依慈／台灣

最早接觸放鬆禪法，是我在媽媽肚子裡的時候。

媽媽說，當時到應該有胎動的時期，我卻一直都沒有動靜，讓她和爸爸很擔心，於是阿姨就拿了洪老師的放鬆禪法導引CD給她聽。據說，一遍都還沒聽完，我就開始在媽媽的肚子裡動了起來。

後來，我上幼稚園大班時，媽媽帶我一起去參加洪老師主持的三日禪，而我學會了坐禪後，就在幼稚園教其他小朋友坐禪。

到了國小二年級左右，洪老師發明了妙定功，懂得運用放鬆的力量後，媽媽再也不擔心我會被男生欺負——因為我可以一手抓一個男生，他們怎麼努力都無法掙脫。

現在我已經唸高中了，就讀演藝科戲劇組，每天都要練京劇武功——練功、拉筋、練體能，有時一個動作要定格五～十分鐘，還要做仰臥起坐和伏地挺身。其他同學都大呼吃不消，但是我發現只要掌握妙定功放鬆放下的要點，就很容易定住不動，而且練功、拉筋時也比較不會不舒服，或造成運動傷害。

聽媽媽說，早期洪老師也指導過小華航籃球隊、中華射箭協會的教練（專門訓練奧運選手），將放鬆禪法運用在運動上。我很希望王建民哥哥也能學放鬆禪和妙定功，這樣打球時就比較不容易受傷了。

很幸運有放鬆禪法、妙定功這麼好的功法，陪伴我平安健康的長大，我希望自己以後也能教更多人妙定功！

妙定功讓我創意無限

攝影師　王迪／北京

第一次接觸洪老師和妙定功，是在二〇〇八年印度聖地大覺之旅，我擔任隨行攝影，全程跟拍；後又與太太參加洪老師主持的六祖南華禪七，至今一直修習妙定功。

對現代人來說，放鬆身心不是件易事，而妙定功正是調身的好方法。剛開始練習，簡單幾式，完全不用力氣，做完卻滿頭大汗。之後，我在工作中發現，通過自己身心的放鬆，能更清楚感受畫面中的人物，與其融合，拍出人物的特點，破除掉很多原來固有的拍攝思想與套路，能更解脫和自由的進行創作。很奇妙的是，之前我有抽煙的習慣，練功後，自然而然就戒了。

更有意思的是，我的太太每天坐在電腦前工作八小時以上，頸椎和腰椎都不健康，做過很多按摩都不見成效，自從二〇〇八年參加南華禪七後，回來檢查便一切正常；到了二〇一〇年，她的身高由十幾年不變的一七一公分，長到了一七四公分。因為這點，身邊就有很多朋友想和她學習妙定功。

今年十一月，在記錄這篇心得時，同時也得知太太有身孕了，這是我們結婚多年來的期望，也與大家分享這份喜悅。

希望越來越多的現代人能透過妙定功，讓放鬆的身心成為我們生活中的一部分。改變浮躁的性格，積極快樂的去面對生活，也同時提升身心的健康度。

妙定功挽回了我的學業

留學生　沙帝士／印度

我是從印度來台灣學習中文的學生，目前就讀師範大學。

剛到台灣時，學習中文覺得非常辛苦，一直胡思亂想，忘東忘西的，什麼東西都記不住，學習效果很不好，而且身體跟心理上的壓力都好大，整天無精打采、彎腰駝背，真的好想回家喔！

自從參加妙定功的專注力訓練營之後，我發覺到我的記憶力增進了，聽講也聽得比較清楚了；在課堂上學習，心也比較安定，不會再一直胡思亂想了。同時，我的身體也慢慢直起來，不再彎腰駝背。

我發覺每次練完妙定功之後，做起事情或是學習功課都很帶勁，而且很輕鬆、很快樂，雖然壓力還是很大，但是不再那麼煩惱了。最妙的是，練習妙定功不需要特定場所跟空間，隨時隨地可以練，所以我常常練習，讓自己能放鬆自然的學習跟工作。

我希望自己未來也能成為妙定功老師，把這麼好的方法帶回去我的國家。

妙定功好神奇

博蘭（Eka Kikvi）／喬治亞

幾年前，有位台灣朋友向我介紹一種由中國禪法發展出來的功法——妙定功。一開始學習時，只希望解決困擾我多年的脊椎疼痛問題，但我練了一陣子之後，發現妙定功帶來了全面性、不可思議的變化……

一開始練習沒多久，就發現身體明顯變輕了；之後又發覺到：我的個性也在改變，對事情的處理能力、分析能力都變強了，不會再像以前一樣亂想。而對自己比較了解後，也會去想別人的立場，很多習慣性的反應也都產生變化。我的脾氣改了，變得穩重，不容易因為小事而生氣。我感覺身體變得健康多了，而且也比較快樂。

此外，困擾我多年的骨骼問題，妙定功也幫我治好了。我十幾歲開始，就有嚴重的脊椎長歪的問題，長久以來，為了減輕疼痛，我練過不同的瑜珈，不過效果不太好。

但一練妙定功，才幾天時間就感覺到疼痛不見了，後來又學了妙定功的睡眠方法，用這方法睡一段時間後，發現不只不痛了，脊椎也變直了！整個骨骼產生好大的變化。我實在太高興了，難以相信妙定功帶來那麼神奇的效果！

現在我在喬治亞的家人，都一起學習神奇的妙定功。

妙定日誌

練習日期：________年________月________日　星期（　）

練習時間：□上午___：___～___：___　□下午___：___～___：___

練習內容

□ 調身式　□ 妙定十式　□ 其他：____________________

練習情況

身體感受：______________________________

____

____

____

____

____

____

心理感受：______________________________

____

____

____

____

____

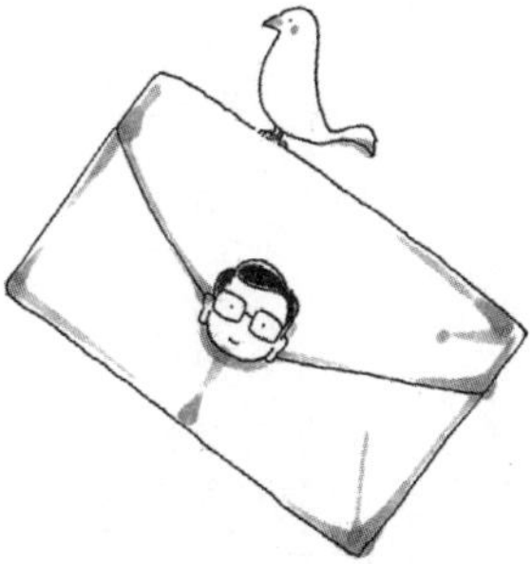

妙定功諮詢教室

覺性地球協會：EnlighteningEarth@gmail.com

TEL：(02)2219-6016　FAX：(02)2218-0728

地址：新北市新店區民權路95號4樓之1

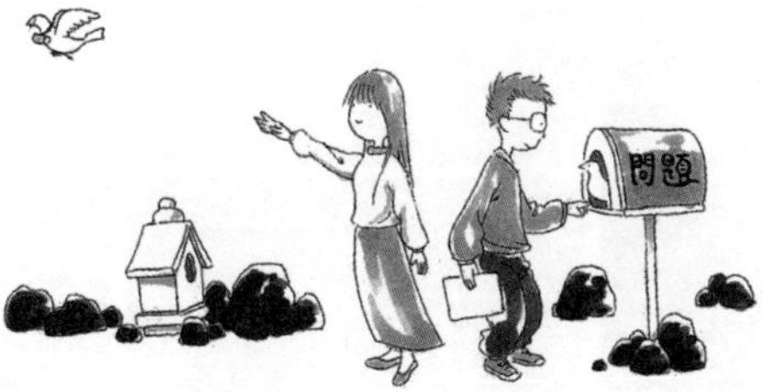

香氛養生課程 100 折價券	香氛養生課程 100 折價券	香氛養生課程 100 折價券
香氛養生課程 100 折價券	香氛養生課程 100 折價券	一日禪定營 100 折價券
一日禪定營 100 折價券	一日禪定營 100 折價券	一日禪定營 100 折價券
一日禪定營 100 折價券	妙定禪坐班 100 折價券	妙定禪坐班 100 折價券
妙定禪坐班 100 折價券	妙定禪坐班 100 折價券	妙定禪坐班 100 折價券
妙定養生營 100 折價券	妙定養生營 100 折價券	妙定養生營 100 折價券

妙定研習相關課程優惠點券

一人一書，請將本書帶至報名現場蓋戳章，一堂課程限抵用一格。

主辦單位: 覺性地球協會　協辦單位: 商周出版社

洽詢電話: (02)2219-6016・2219-6988

報名地址: 心茶堂/新北市新店區民權路95號4樓之1

來信至覺性地球協會信箱 EnlighteningEarth@gmail.com 即可收到最新課程訊息！

本優惠券不適用於已優惠之課程。有效期限:2011/12/1-2012/12/31

專注力開發 體驗營 100 折價券	專注力開發 體驗營 100 折價券	專注力開發 體驗營 100 折價券
專注力開發 體驗營 100 折價券	專注力開發 體驗營 100 折價券	專注力開發 親子營 100 折價券
專注力開發 親子營 100 折價券	專注力開發 親子營 100 折價券	專注力開發 親子營 100 折價券
專注力開發 親子營 100 折價券	妙定養生營 100 折價券	妙定養生營 100 折價券

國家圖書館出版品預行編目資料

妙定功，超享壽！：禪學大師教你最放鬆自在的養生功法／洪啟嵩著. -- 初版. -- 臺北市：商周出版：家庭傳媒城邦分公司發行，2011.12
面； 公分. --（商周養生館；28）
ISBN 978-986-272-086-8（平裝附數位影音光碟）

1.氣功 2.養生

413.94 100024354

商周養生館28

妙定功，超享壽！——禪學大師教你最放鬆自在的養生功法

作　　者／洪啟嵩
企畫選書／彭之琬、徐藍萍
責任編輯／林淑華

版　　權／林心紅、翁靜如、葉立芳
行銷業務／林詩富、葉彥希
總 編 輯／黃靖卉
總 經 理／彭之琬
發 行 人／何飛鵬
法律顧問／台英國際商務法律事務所羅明通律師
出　　版／商周出版
台北市104民生東路二段141號9樓
電話：(02) 25007008　傳真：(02)25007759
E-mail：bwp.service@cite.com.tw
發　　行／英屬蓋曼群島商家庭傳媒股份有限公司城邦分公司
台北市中山區民生東路二段141號2樓
書虫客服服務專線：02-25007718；25007719
服務時間：週一至週五上午09:30-12:00；下午13:30-17:00
24小時傳真專線：02-25001990；25001991
劃撥帳號：19863813；戶名：書虫股份有限公司
讀者服務信箱：service@readingclub.com.tw
城邦讀書花園 www.cite.com.tw
香港發行所／城邦（香港）出版集團
香港灣仔軒尼詩道235號3樓_ E-mail : hkcite@biznetvigator.com
電話：(852) 25086231　傳真：(852) 25789337
馬新發行所／城邦（馬新）出版集團【Cite (M) Sdn. Bhd. (458372U)】
11, Jalan 30D/146, Desa Tasik, Sungai Besi,
57000 Kuala Lumpur, Malaysia
電話：(603) 90563833　傳真：(603) 90562833

封面設計／林曉涵
版面設計／林曉涵
繪　　圖／弓風
印　　刷／前進彩藝有限公司
總 經 銷／聯合發行股份有限公司 電話：(02) 29178022　傳真：(02) 29156275

■2011年12月20日初版　Printed in Taiwan
定價300元

城邦讀書花園
www.cite.com.tw

 ISBN 978-986-272-086-8

廣	告	回	函
北區郵政管理登記證			
北臺字第000791號			
郵資已付，免貼郵票			

104　台北市民生東路二段141號2樓

英屬蓋曼群島商家庭傳媒股份有限公司城邦分公司　收

請沿虛線對摺，謝謝！

書號：**BUD028G**　　書名：妙定功，超享壽！　　編碼：

請於此處用膠水黏貼

商周出版

讀者回函卡

謝謝您購買我們出版的書籍！請費心填寫此回函卡，我們將不定期寄上城邦集團最新的出版訊息。

姓名：________________

性別：□男　□女

生日：西元________年________月________日

地址：________________

聯絡電話：________________ 傳真：________________

E-mail：________________

職業：□1.學生 □2.軍公教 □3.服務 □4.金融 □5.製造 □6.資訊
□7.傳播 □8.自由業 □9.農漁牧 □10.家管 □11.退休
□12.其他________________

您從何種方式得知本書消息?
□1.書店□2.網路□3.報紙□4.雜誌□5.廣播 □6.電視 □7.親友推薦
□8.其他________________

您通常以何種方式購書?
□1.書店□2.網路□3.傳真訂購□4.郵局劃撥 □5.其他________

您喜歡閱讀哪些類別的書籍?
□1.財經商業□2.自然科學 □3.歷史□4.法律□5.文學□6.休閒旅遊
□7.小說□8.人物傳記□9.生活、勵志□10.其他________

對我們的建議：
____
____
____
____

請於此處用膠水黏貼